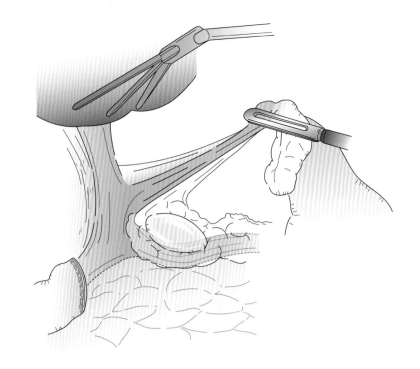

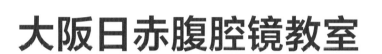

大阪日赤腹腔镜教室

腹腔镜下
胃切除术

图文教学

主　审　（日）金谷诚一郎

主　编　（日）赤川进　（日）三浦晋

主　译　　游先强　姚　力　刘　建

副主译　　顾大地　毕恩旭　连长红

北方联合出版传媒（集团）股份有限公司

辽宁科学技术出版社

·沈　阳·

Authorized translation from the Japanese language edition, entitled
大阪日赤ラパロ教室 イラストで学ぶ腹腔鏡下胃切除術 [DVD付]
ISBN 978-4-260-03167-7
監修：金谷 誠一郎
編集：赤川 進 三浦 晋
published by IGAKU-SHOIN LTD., TOKYO Copyright© 2018

©2024 辽宁科学技术出版社。
著作权合同登记号：第06-2021-225号。

图书在版编目（CIP）数据

腹腔镜下胃切除术图文教学 /（日）赤川进，（日）三浦晋主编；游先强，姚力，刘建主译 . —沈阳：辽宁科学技术出版社，2024.2
ISBN 978-7-5591-3050-1

Ⅰ. ①腹… Ⅱ. ①赤… ②三… ③游… ④姚… ⑤刘… Ⅲ. ①腹腔镜检—应用—胃切除 Ⅳ. ① R656.6

中国国家版本馆 CIP 数据核字（2023）第 099910 号

出版发行：辽宁科学技术出版社
　　　　　（地址：沈阳市和平区十一纬路25号　邮编：110003）
印 刷 者：辽宁新华印务有限公司
经 销 者：各地新华书店
幅面尺寸：210 mm×285 mm
印　　张：7.5
字　　数：260千字
出版时间：2024年2月第1版
印刷时间：2024年2月第1次印刷
责任编辑：凌　敏
封面设计：顾　娜
版式设计：袁　舒
责任校对：黄跃成

书　　号：ISBN 978-7-5591-3050-1
定　　价：200.00元

投稿热线：024-23284363
邮购热线：024-23284502
邮　　箱：lingmin19@163.com
http://www.lnkj.com.cn

原著名単

【主審】
金谷誠一郎　　大阪赤十字病院消化器外科（第一消化器外科部長・外科統括部長）

【主編】
赤川　　進　　大阪赤十字病院消化器外科
三浦　　晋　　神戸大学大学院食道胃腸外科

【執筆者】
金谷誠一郎　　大阪赤十字病院消化器外科
川田　洋憲　　兵庫県立尼崎総合医療センター消化器外科
赤川　　進　　大阪赤十字病院消化器外科
下池　典広　　大阪赤十字病院消化器外科
岡田　俊裕　　大阪赤十字病院消化器外科
三浦　　晋　　神戸大学大学院食道胃腸外科
奥村慎太郎　　京都大学大学院消化管外科
伊藤　　剛　　京都大学大学院消化管外科
藤井　雄介　　島根大学消化器・総合外科
藤井　佑介　　大阪赤十字病院消化器外科
持田　郁己　　大阪赤十字病院消化器外科
田村　卓也　　大阪赤十字病院消化器外科
梅本　芳寿　　大阪赤十字病院消化器外科
吉本　秀郎　　大阪赤十字病院消化器外科

译者名单

【主译】

游先强	山东省平阴县人民医院
姚　力	中日友好医院
刘　建	成都第五人民医院

【副主译】

顾大地	日本医科大学附属病院
毕恩旭	青岛西海岸新区中心医院
连长红	长治医学院和平医院

【译者】

刘　端	航天医科集团包钢医院
陈亚光	朝阳市第二医院
李凤岩	朝阳市第二医院
李瑞平	东莞人民医院
李兰生	临汾中心医院
张海辉	赤峰松山医院
斋　登	赤峰宝山医院
田宫庆一	中日友好医院
侯志勇	中日友好医院
王文忠	鄂尔多斯市中心医院
海　龙	呼伦贝尔市第四人民医院
齐长岁	呼伦贝尔市第四人民医院

前　言

前几天，我作为"助手"参加了一台腹腔镜下幽门侧胃切除手术。术者是一位年轻人，这是他第一次担任术者。当然他已经担任过多台胆摘除和结肠切除等腹腔镜手术的术者，此外，在我们进行的腹腔镜下胃切除手术中，他也多次作为扶镜手或助手参与手术，腹腔镜手术经验丰富。最开始，他先吊起肝脏，切离大网膜，进行 No.4sb 清扫，No.6 清扫开始后，我发现其在剥离层的确认和右手超声切割装置的使用方面存在问题，虽然已经切离了十二指肠，但是在胰上缘清扫的中途阶段手术已经进行了 3 小时，我实在看不下去便接手了手术。虽然腹腔镜手术属于低侵袭性手术，但是让手术时间过长对于患者是"很不负责的"。这是他的首次腹腔镜下幽门侧胃切除手术，之后他反思了自己为什么从来没有站在术者的角度看待手术。在 1 年之后，他完成了 D2 清扫的幽门侧胃切除手术，2 年之后完成了全胃切除手术，现在已经成长为拥有合格技术的外科医生了。像他这样的外科医生我已经见过好几个了。

本书就是专门为上文提到的这类年轻外科医生准备的。针对胃癌的腹腔镜下胃切除手术已经开展了差不多 20 年，随着包括器械开发在内的多方面的进步，现在已经能够为患者提供安全系数极高的腹腔镜下胃切除手术。通过腹腔镜的放大观察，我们可以进一步加深对解剖的理解，高质量的淋巴结清扫成为可能，虽然进程缓慢，但是长此以往能积累良好的长期实绩。在大阪红十字医院作为日常诊疗而进行的各种手术方式实操及经验，由外科医生共同执笔总结于本书中。书中配有插图，为了让读者能简单把握手术的概念和要点，本书下了诸多功夫。希望本书能对有意精进腹腔镜下胃切除手术的年轻外科医生有所帮助，书中的知识能被灵活用于腹腔镜下胃切除手术中。另外，也希望本书对普及安全的腹腔镜下胃切除手术起到一定的促进作用。

大阪赤十字病院消化器外科（第一消化器外科部長·外科統括部長）

金谷誠一郎

关于随书视频

本视频按照本书的内容收录了以下手术的录像。

【幽门侧胃切除手术】

1　幽门侧胃切除手术 D2 清扫

2　No.6 清扫

3　胰上缘 D1+ 清扫（肝左副动脉保留病例）

4　胰上缘 D2 清扫

5　Billroth–Ⅰ法

6　十二指肠断端的包埋

7　Billroth–Ⅱ法

8　Roux–en–Y 法

【全胃切除手术】

9　全胃切除手术 D1+ 清扫

10　D2+No.10 清扫（脾摘除）

11　FEEA 法

12　Overlap 法

13　食管胃结合部癌的下纵隔清扫，食管胃管重建

14　部分胃切除手术

除了集中要点的数分钟的影像之外，本视频还包含几乎无剪辑的"1 幽门侧胃切除手术 D2 清扫"和"9 全胃切除手术 D1+ 清扫"。

本书中，附带相关视频的标题旁边有视频标志。请结合文本内容和插图解说确认手术实操的视频。此外，本视频无音频，望知悉。

- 要观看视频，需要微信扫描下方二维码。此为一书一码，为免错误扫描导致视频无法观看，此二维码提供两次扫描机会，扫描两次后，二维码不再提供免费观看视频机会。购买本书的读者，一经扫描，即可免费观看本书视频。该视频受版权保护，如因操作不当引起视频不能观看，本出版社均不负任何责任。切记，勿将二维码分享给别人，以免失去自己免费观看视频的机会。操作方法请参考视频使用说明。

视频使用说明

扫描二维码即可直接观看视频。视频下有目录，点击目录可以进入相关视频的播放页面直接观看。如无法观看，请扫码关注封底"辽科医学"公众号留言给我们。

目 录

序 论

胃癌手术中
淋巴结清扫的思路

胃癌手术中淋巴结清扫的思路

随着腹腔镜技术的进步和发展，可以观察到生物体的细微构造，加深了对临床解剖的理解。而且，随着器械的不断研发，更加细致的淋巴结清扫也得以实现，对此在书中各章有详细讲解。下面将介绍笔者所在科室治疗胃癌时采取的淋巴结清扫的基本知识。

■ 肠系膜切除属于基本操作

针对肠道肿瘤的基本手术原则为肠系膜全切除。将肿瘤及其淋巴组织在膜包裹的状态下，连同支配血管的根部一起整块切除（图1）。即使因肿瘤生长，脏器发生位移，并愈合到腹膜后等部位，也要让发生癌变的部位回归原位，只切除相当于肠系膜的组织就是最安全的也是最精确的淋巴结清扫。

但是如果是胃癌的话，肠系膜内存在着必须保留的血管和胰腺（图2）。进行操作时不要损伤需要保留的血管、脏器，以及整块切除需要清扫的淋巴脂肪组织，这点非常重要。

■ 可剥离层（结缔组织层）

各动脉被自主神经包绕，其外侧存在着需要清扫的淋巴组织。淋巴组织和神经丛之间存在可以剥离的结缔组织层，通过在神经保留层上的剥离，就能把淋巴组织在被纤维性膜包裹状态下整块切除。同样，静脉和脏器的表面上也存在着能够剥离的结缔组织层。在腹腔镜手术中，到达这一层后，二氧化碳进入结缔组织层，就能发现所谓的"泡沫样"层。进行适度的对抗牵引，就可以仔细观察到。如果发生组织出血的话，想要辨识各层就会变得困难，因此在进行剥离操作时一定要细心，避免引起出血，这点非常重要。

■ 先剥离，后切离

必须切除某处的淋巴组织，剥离在先，切离在后。比如清扫胰上缘的 No.11p 淋巴结时，将与主动脉周围淋巴结相连的淋巴组织从周围的自律神经和胰脏、脾静脉上剥离，增强可动性后，隐藏在胰背的 No.11p 淋巴结便能被提起（图3）。不管是何处的清扫，"<u>首先进行剥离，然后在必要的高度离断</u>"都是清扫的原则。

胃外科，特别是胃癌的外科手术有着漫长的发展史，在这过程中确立了相应的标准术式。近年来，随着内镜外科的加入，胃外科也有了进一步发展，不过对于胃癌手术，基本上腹腔镜手术和开腹手术并无区别。依照临床解剖实现正确安全的手术操作就是我们所期望的。

图1　肠系膜切除

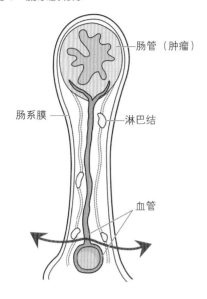

肠管（肿瘤）

肠系膜

淋巴结

血管

图2　肝总动脉周围淋巴结清扫

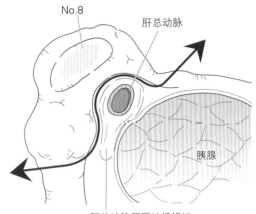

No.8

肝总动脉

胰腺

肝总动脉周围神经组织

保留肝总动脉和周围神经组织，胰腺的清扫

图3　先剥离，再切离

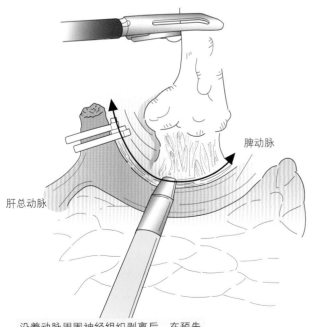

脾动脉

肝总动脉

沿着动脉周围神经组织剥离后，在预先设定的高度切离淋巴组织

专栏·提高手术技巧的重要性

"'虽然技艺不精,但是愿意为患者献身的医生''虽然技艺高超,但是对患者缺乏献身精神的医生'对于这两者在需要二选一时,应该选择哪一个呢？"在我还是医学生时,曾经被指导我的医生这么问过。当然,从理想的角度看肯定是要做兼具技术和献身精神的医生。

大学主体教育是知识的传授,因此给人感觉并没有特别重视手技的钻研和精进,所以我记得当时自己毫不犹豫地选择了前者。我当时坚信,比起掌握各种各样的技术,还是管理住院区和应对患者的医生更能让患者满意。

大学毕业后,结束了初期研修医课程后,我成为后期研修医,踏上了真正的外科之路。最初我笃信前者,频繁去病房以及去护士站积极地收集患者的信息。在患者出现并发症时立马上报给上级医生,进行治疗。通过快速介入防止出现重症,这让我感觉自己是对患者有贡献的。虽然这的确很重要,但是不管我再怎么努力,也无法阻止并发症的出现。况且只是守在病房,也无法治愈疾病和并发症。身患外科病症的患者真正想要的是什么,是无并发症出现而安全地出院,是疾病痊愈,于是,我自己也开始了思考。

专攻外科数年后,我开始认识到技术的重要性。主刀医生的实力决定了能否减少并发症,疾病能否彻底痊愈。只通过参观手术和学习手术录像绝对满足不了一名外科医生的需求。我觉得手术技巧的提高与否才是直接影响外科医生是否能满足患者需求的决定性条件。

"漂亮的手术无论是结果还是术后恢复都是完美的,即使不做额外处理,仅观察患者也能自然地康复。"在我的印象里,这是金谷老师常说的话。这句话或许就是开篇问题中后者的魅力的最佳体现吧。我现在已经能够理解后者真正的含金量了。

伊藤　刚 （京都大学大学院　消化管外科学）

第 **1** 章

术前准备

一 术式选择

- 笔者所在科室在选择胃癌手术术式时，根据《胃癌治疗指南》（2018 年 1 月修订第 5 版），基本上都会选择已经定型的幽门侧胃切除手术和全胃切除手术。术式上基本选择腹腔镜手术，但需排除两种情况：需要进行腹部大动脉周围淋巴结清扫等扩大淋巴结清扫时，以及因患者全身状态差或基础疾病重，麻醉科特殊交待时。此外，原则上不进行大网膜切除，除了对于 T3 以上的病例可进行大网膜切除。

- 原则上不进行应对早期胃癌的缩小手术的贲门侧胃切除手术和保留幽门环的胃切除手术。对于有出血、狭窄症状的临床分期四期患者，选择姑息性切除手术或者是旁路手术。

- 近年来，食道胃结合部癌选择食管下段、贲门侧胃切除手术，或者是全胃切除手术的倾向增加了。关于胃 GIST，原则上进行胃部分切除手术。

腹腔镜下幽门侧胃切除手术

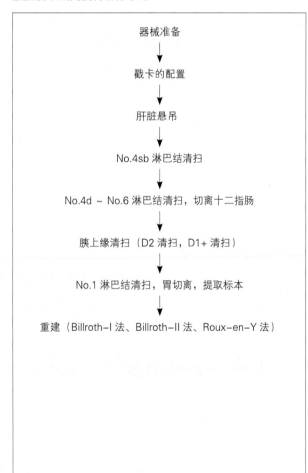

腹腔镜下全胃切除手术

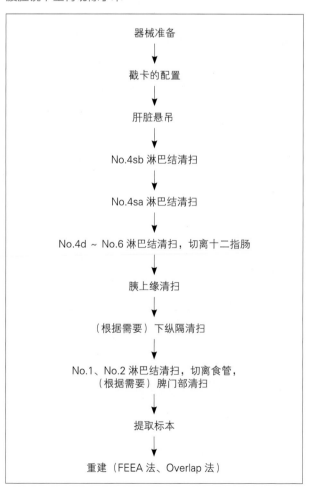

二　体位、器械准备

- 手术体位选择仰卧位，患者双脚打开，术者在患者右侧，助手在患者左侧，扶镜手在患者两脚之间。此外，还会配置一台位于患者头侧的吊顶显示器（图 1-1）。
- 内镜装置为 Olympus 股份有限公司生产的 3D 内镜（ENDOEYE FLEX 10mm 高精、高清，前端弯曲电子腹腔镜）（图 1-2），能够放大术野，以及实现立体观察，能让使用者更容易地把握局部的细微解剖构造。
- 术者左手持术者专用的抓钳（通称 Mancina），右手使用双极电凝钳（有孔）抓取组织和纱布，剥离组织时使用专用剥离钳子（通称 Natasha）；助手则使用两种有孔抓钳（通称 Johan、Croce）（图 1-3 ①～④）。
- 切离组织时使用超声刀（LCS）或者是 LigaSure（图 1-4）。
- 止血使用柔和电凝模式的双极电凝钳（一块），或者使用柔和电凝模式的单极电凝吸引器（图 1-3 ⑤、⑥）。基本上用双极电凝钳（一块）就能止血，出血量较大，影响手术视野的情况下，用单极电凝吸引器进行处理。
- 消化管重建用直线型吻合器（图 1-5）。通常可以从 12mm 的戳卡孔插入，吻合器头部较小，因此不太会阻碍视野。此外还有吻合口大，可以防止吻合部狭窄的优点。
- 缝合线及其他手术器械见图 1-6、图 1-7。

图 1-1

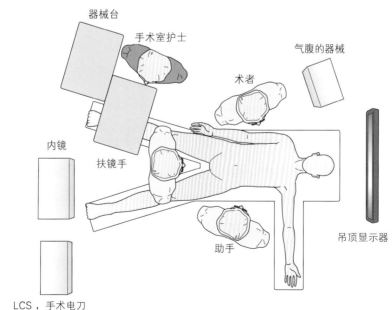

图 1-2　内镜系统

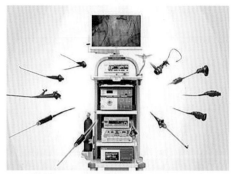

3D 内镜系统
（Olympus 股份有限公司）

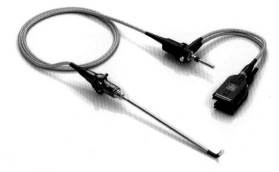

3D 内镜
（Olympus 股份有限公司）

图 1-3　钳子类

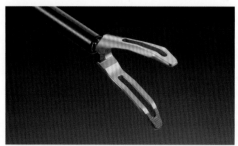

① WA64360A（通称 Mancina）
主要作为术者左手的抓钳，像手一样能轻柔地抓住大块组织。另一方面，前端也能准确地抓住纤细的组织

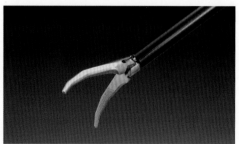

② WA64300A（通称 Natasha）
主要作为术者右手的剥离钳，能进行细致的操作

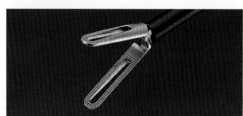

③ WA64130A（通称 Johan）
主要作为助手的左、右手抓钳

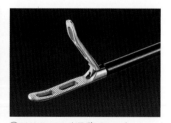

④ WA64150（通称 Croce）

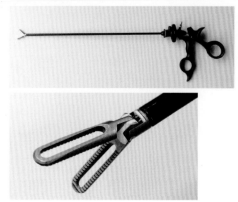

⑤ WA64120C［双极电凝钳（有孔）］
止血钳，也能作为术者的右手抓钳

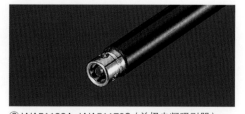

⑥ WA51138A+WA51172S（单极电凝吸引器）
可以通过吸引确保视野，还可以作为单极电极止血

（①～⑥：Olympus 股份有限公司）

图 1-4　能量器械

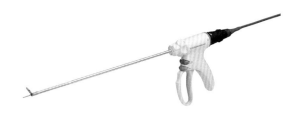

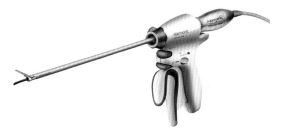

Thunderbeat
止血能力强，切割速度也很快。只是超声刀刀头之外的垫片
也带有热量，因此在胰腺等重要脏器周围使用这款器械时必
须多加注意
（Olympus 股份有限公司）

HARMONIC ACE®+7
根据人类工学所设计出来的器械，简单，易上手。有 7 种模
式，只使用超声技术就能完美闭合 7mm 细的血管
（Johnson and Johnson 股份有限公司）

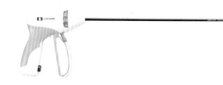

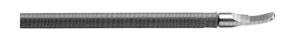

LigaSure™
强力的闭合切割是其特征，可以一边对组织进行止血，一边切离
（Covidien japan 公司）

腹腔镜下外科用 Opti2 电极
可以组装使用常规手术电刀的撬棍型单极工具
（Covidien japan 公司）

图 1-5　直线型吻合器

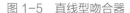

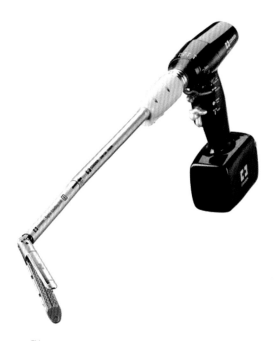

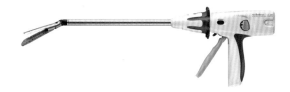

ENDOPATH® STAPLER Powered ECHELON FLEX®
能够抓稳组织，完成精确的钉缝。只有钉缝操作需要电动
（Johnson and Johnson 股份有限公司）

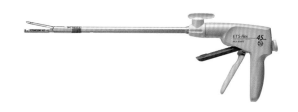

iDeive™ Ultra Power Stapling System
通过按动手中的按钮可以旋转吻合器，也可以左右转动。单手即可
完成所有操作
（Covidien japan 公司）

ENDOPATH® ENDOCUTTER ETS
特征是有强大的抓力。在 Overlap 重建时会使用到
（Johnson and Johnson 股份有限公司）

图 1-6　缝合线

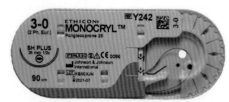

MONOCRYL®
（Johnson and Johnson 股份有限公司）

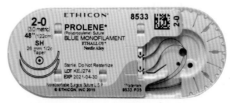

PROLENE®

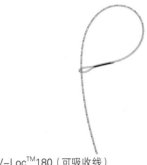

V-Loc™180（可吸收线）
（Covidien japan 公司）

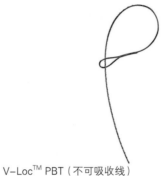

肠管吻合使用可吸
收线，术后裂孔疝
预防用不可吸收线
闭合空隙

V-Loc™ PBT（不可吸收线）

图 1-7　其他的手术器械

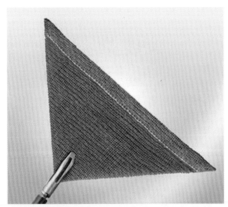

GG Absortec®
腹腔镜手术专用纱布。因为是绿色的，所以可以
大幅度减少腹腔镜的晕影现象
（川本产业股份有限公司）

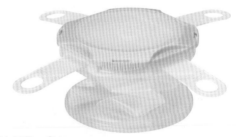

Multi Flap Gate
在腹部的小切口保护套
（Johnson and Johnson 股份有限公司）

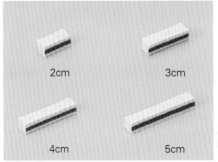

2cm　　　3cm

4cm　　　5cm

腹腔镜下吸收液体用的海绵，可以吸收
术中的淋巴漏液和体液，用于维持干燥
的手术视野

kaimen® 2
（川本产业股份有限公司）

戳卡的配置

- 手术通常选用五孔法，如图 1-8 所示那样可在上腹部连起来呈类似的倒梯形。肚脐下半部分纵向切开，插入 12mm 的戳卡。取出标本时，该切口延长至脐上下。
- 术者左手在右肋弓下胆囊正上方附近插入 5mm 的戳卡。右手在左手戳卡插入处和脐部相连的直线上插入 12mm 的戳卡。
- 助手右手在左腋前线肋弓下插入 5mm 的戳卡。<u>左手则在连接右手戳卡和脐相连的直线的中线上插入戳卡，不过用于切割闭合口时也多在此处插入，因此要根据重建法调整位置。</u>
- 幽门侧胃切除时，助手的左手戳卡在右手戳卡和脐的连线中线处平脐插入。
- <u>全胃切除手术的情况下，助手的左手戳卡插入位置比幽门侧胃切除手术的戳卡位置要稍微偏头侧一点儿，不过后面还要在脐部安装切口保护套，因此要在稍外侧置入。</u>

图 1-8　戳卡的配置

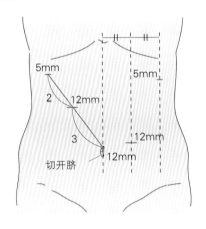

助手的左手戳卡位于助手右手戳卡和脐的中线上。在同一部位（助手左手戳卡）插入吻合器的情况较多，因此要考虑其和吻合处的距离，行幽门侧胃切除手术多选择在脐的高度插入，行全胃切除手术更多会选择在稍微偏头侧的位置插入

四 肝脏悬吊

为了取得左上腹部的良好术野，肝外侧区域的悬吊尤为重要。从协调性、成本、术后肝功能障碍少这几点考虑，笔者所在科室选择 Penrose 法。

1 准备（图 1-9）

- 6mm 的 Penrose 引流管、1-0 尼龙线、纱布。
- 在 Penrose 引流管上按照约 5cm 的间隔穿刺结扎 3 根尼龙线，在中央线的端侧系上纱布。

2 肝上提操作

- 在腹部食管的前面放置上述的纱布（图 1-10），从肝腹侧切开肝左冠状韧带，通过拉出纱布，引导中央的线（图 1-11）。这里纱布只是起到引导作用，在此处设定切离线。
- 使用 ENDO CROSS（Covidien japan 公司）把中央的线从剑突下向体外引出。
- 把 Penrose 引流管左、右的线分别用 ENDO CROSS 牵引到左、右肋弓下。
- 把线分别用 Moskitt 钳子固定在体外（图 1-12）。
- 另外，右肋弓下的线要使其穿过靠近肝圆韧带的腹膜，这样可以防止 Penrose 引流管偏离。

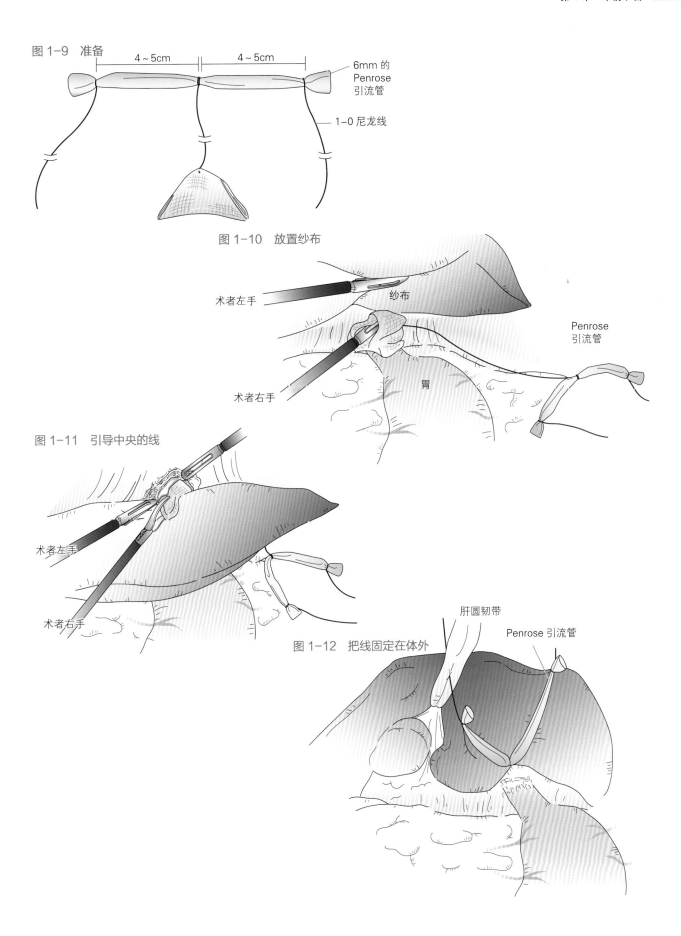

图 1-9　准备

4 ~ 5cm　　4 ~ 5cm

6mm 的 Penrose 引流管

1-0 尼龙线

图 1-10　放置纱布

术者左手

纱布

Penrose 引流管

术者右手

胃

图 1-11　引导中央的线

术者左手

术者右手

图 1-12　把线固定在体外

肝圆韧带

Penrose 引流管

专栏·会做腹腔镜手术就也能做开腹手术吗？

一般来说，手术大多是开腹手术，不过最近腹腔镜手术的数量也一直在增加。阑尾切除和胆囊切除自然不必说，对于胃癌和大肠癌，也有越来越多的医生采用腹腔镜手术。以往根据病例，年轻外科医生也有主刀胃癌、大肠癌的开腹手术的机会。但是，随着腹腔镜手术的增加，开腹手术减少，主刀开腹手术的机会不断减少。我自己也是这种情况，胃癌、大肠癌手术几乎全都选择腹腔镜手术，导致我第一次主刀大肠癌开腹手术是在毕业后第 4 年，第一次主刀胃癌开腹手术是在毕业后第 5 年（在这之前主刀过那么零星几次开腹手术，以及作为助手、扶镜手参加过腹腔镜手术）。

那段时期让我非常不安。

"就这样一直只做腹腔镜手术（实际上并非主刀，基本都是当扶镜手和助手），自己真的能学会开腹手术吗？"这是我在那段时间最大的困惑。

在那之后历经数年，慢慢开始有了主刀的机会，现在已经作为主刀参与了多台腹腔镜下的胃癌、大肠癌的手术。开腹手术本身数量较少，因此我作为主刀进行的开腹胃切除手术数量仍不满 5 台。不过，作为主刀进行更高难度的开腹胰头十二指肠切除手术的机会反而更多，数量远多于开腹胃切除手术。

关于这里说到的胰头十二指肠切除手术，我在腹腔镜下手术的经验真的起到了很大作用。对于开腹手术独有的术野展开方法和左手操作如果没有实操经验，想要习得是非常困难的。不过，对于这之外的解剖结构等，我认为可以通过认真学习腹腔镜手术掌握。更进一步说，开腹手术中无法看到的（实际上看到了也无法意识到）剥离层也可以在腹腔镜手术中进一步加深认识，我觉得这可以提高开腹手术的精度。

回顾自己的经验，我仍然没有信心断言"能做腹腔镜手术就能做开腹手术"，但是通过腹腔镜手术确实可以学到很多开腹手术中需要的重要知识点。

由于腹腔镜手术数量多而没什么机会主刀开腹手术，从而心生不安的年轻外科医生（包含术者、助手）想必有不少，但是通过不断积累腹腔镜手术的经验，可以自然而然地掌握开腹手术相关的知识和要素。不过不同医院能参与的手术种类、病例多种多样，还是踏实完成手中的病例手术才是最重要的。

冈田俊裕 （大阪赤十字病院　消化器外科）

第 **2** 章

幽门侧胃切除手术
——清扫

No.4sb 淋巴结清扫

- 首先标记界标（解剖学上的标志），为了能正确地进行淋巴结清扫和确定切除胃的大小（图 2-1）。

▌ 步骤

1 标记

左、右的胃大网膜动静脉的汇合处（分水岭）和胃大网膜左动脉和胃短动脉之间的无血管区域（Avas cular area）用 Pyoktanin 甲紫做标记（图 2-1）。

2 开放网膜囊

- 助手右手抓住胃体中部的大弯壁，术者左手抓住血管弓前附近大网膜，把大网膜像窗帘一样展开（图 2-2）。大弯侧存在病变时，助手右手抓住附近的大网膜或者胃的其他部位。助手左手抓住横结肠附近的大网膜，展开时术者右手的轴要和大网膜的切离线相吻合。

- 保留大网膜时，在距离血管弓 3 ~ 4cm 的位置切离大网膜。在脂肪变薄的地方切开即可。

- 尽可能先剥离网膜囊内的生理性粘连后再切离大网膜，这是切离大网膜中在不损伤横结肠和大网膜支的情况下的关键。

3 胃大网膜左动静脉的切离

- 助手右手抓住胃大网膜左动静脉的第 1 支汇入部附近的胃大弯壁，对该动静脉施加力道。术者用左手抓住、上提环绕胃大网膜左动静脉的需要清扫的脂肪组织，使该组织保持张力并切离。助手左手抓住、牵引保留了大网膜的脂肪组织并进行适当的对抗牵引。

- 通常，大网膜支血管的分叉处位于脾下极和脾上缘的高度，在这切离就可以自然地保留大网膜支（图 2-3）。

- 在同一部位切离胃网膜左动静脉，在切离断端放置纱布。

4 No.4sb 淋巴结的清扫

- 把大网膜恢复原位，以腹侧俯视视野下，沿胃大弯壁从胃大网膜左、右动静脉的分水岭到无血管区域的范围切离直动脉（图 2-4）。到达无血管区域后，在保留了胃短动静脉的线上朝着纱布切离脂肪，然后到达胃大网膜左动静脉的根部断端（图 2-1）。

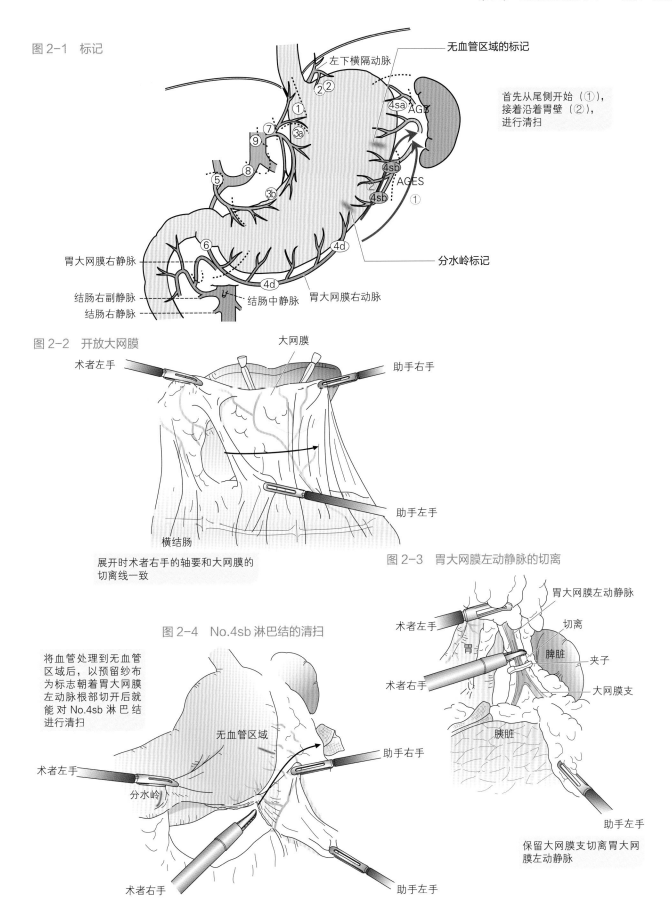

图 2-1　标记

无血管区域的标记

左下横隔动脉

首先从尾侧开始（①），
接着沿着胃壁（②），
进行清扫

分水岭标记

胃大网膜右静脉

结肠右副静脉

结肠右静脉

结肠中静脉

胃大网膜右动脉

图 2-2　开放大网膜

术者左手

大网膜

助手右手

助手左手

横结肠

展开时术者右手的轴要和大网膜的
切离线一致

图 2-4　No.4sb 淋巴结的清扫

将血管处理到无血管
区域后，以预留纱布
为标志朝着胃大网膜
左动脉根部切开后就
能对 No.4sb 淋 巴 结
进行清扫

无血管区域

术者左手

分水岭

术者右手

助手右手

助手左手

图 2-3　胃大网膜左动静脉的切离

胃大网膜左动静脉

术者左手

切离

胃

脾脏

术者右手

夹子

大网膜支

胰脏

助手左手

保留大网膜支切离胃大网
膜左动静脉

17

二 No.6 淋巴结清扫，切离十二指肠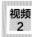

- No.6 淋巴结清扫前需要在胰头前面（同时保留属于胰腺的脂肪组织）先进行胃和十二指肠的脂肪组织（包含 No.6 淋巴结）的适当清扫。
- 术者左手对需要清扫的淋巴组织施加合适的力道后，泡状的结缔组织层就会显现，这样就能在不损伤胰腺的情况下清扫 No.6 淋巴结。
- 最初横结肠系膜的游离会从患者左侧进行，之后的 No.6 淋巴结清扫从患者右侧进行，不过现在横结肠系膜的游离也从患者右侧进行。

▌ 步骤

1　网膜囊的开放和大网膜的切离（右侧）

- 术者和助手的站位不变，把大网膜往右侧切离到达网膜囊右界（图 2-5）。
- 自网膜囊右边起，从右侧进入大网膜和横结肠系膜之间的稀疏的剥离层，一边切离大网膜一边使横结肠系膜落下（图 2-6）。
- 助手右手抓住胃大网膜右动静脉的蒂束，向患者左侧牵引。术者左手抓住大网膜的脂肪组织。助手左手拉动横结肠系膜进行对抗牵引。这样操作后，需要剥离的层就会变得立体，剥离层的确定就变得容易。
- 大网膜的切离线的确定：通常可以把胃系膜和横结肠系膜之间变细的部分作为标志。提前剥离胃后壁和胰腺以及横结肠系膜之间的生理性粘连后就能很容易辨识。此外，把右侧横结肠往正中移动，并使其扇状展开后也是让大网膜切离线和剥离层变清晰的秘诀。

2　大网膜的切离和取下横结肠系膜

- 随着助手的剥离进度，重新抓住胃大网膜右动静脉的蒂束，对该组织施加力道。蒂束的拉动方向也要从患者左侧朝腹侧方向慢慢改变，让术者更容易进行剥离操作。
- 含有 No.6 淋巴结的脂肪组织变成逐渐被膜组织包裹的状态。这种膜构造物到了胰头前面就成了所谓的胰前筋膜。继续进行大网膜游离，便会到达十二指肠的降段。
- 进行到此处后，助手把胃大网膜右动静脉的蒂束向腹侧笔直上提。取下横结肠系膜到能用目光确认结肠右副静脉、胰十二指肠上前静脉（ASPDV）为止（图 2-7）。

Point	◎ 三角牵拉（Triangulation）

　　腹腔镜手术中展开的基本思路是三角牵拉（Triangulation）。大网膜切除时就是最好地理解三角牵拉（Triangulation）的场景之一。不过，单纯把大网膜展开成平面状还是不够。如何制作一个可以肉眼识别解剖学界标的立体三角形是能安全稳定进行手术的重要影响因素。

图 2-5　大网膜的切离①

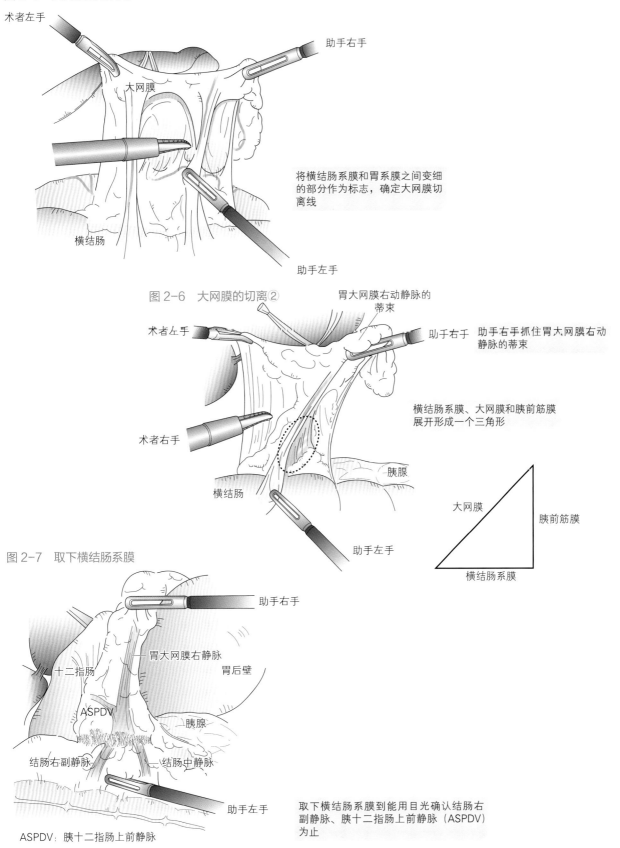

术者左手

助手右手

大网膜

横结肠

助手左手

将横结肠系膜和胃系膜之间变细的部分作为标志，确定大网膜切离线

图 2-6　大网膜的切离②

胃大网膜右动静脉的蒂束

术者左手

助手右手　助手右手抓住胃大网膜右动静脉的蒂束

术者右手

横结肠

胰腺

横结肠系膜、大网膜和胰前筋膜展开形成一个三角形

助手左手

大网膜　胰前筋膜

横结肠系膜

图 2-7　取下横结肠系膜

助手右手

十二指肠

胃大网膜右静脉

胃后壁

ASPDV

胰腺

结肠右副静脉

结肠中静脉

助手左手

取下横结肠系膜到能用目光确认结肠右副静脉、胰十二指肠上前静脉（ASPDV）为止

ASPDV：胰十二指肠上前静脉

3　胃大网膜右静脉的切离

- 笔者所在科室的胃大网膜右静脉切离操作明确分为：取下横结肠系膜和 No.6 淋巴结清扫。也就是说，取下横结肠系膜结束后，到达能确认结肠右副静脉、ASPDV 为止都不切入含有 No.6 淋巴结的系膜组织内。胃大网膜右静脉的切离高度确定后，切开所谓的胰前筋膜，夹闭该静脉后切离。通常会在与胰十二指肠上前静脉（ASPDV）的合流部的正上方切离（图 2-8）。

4　No.6 淋巴结的清扫

- No.6 淋巴结的清扫从胃大网膜右静脉断端开始向着头侧呈 V 字形扩大（图 2-9）。术者左手抓住清扫组织，在清扫组织和胰头之间的部分做充分的对抗牵引，追踪显露疏松的结缔组织间隙。患者右侧这边的线多会沿着胰十二指肠上前静脉（ASPDV）走行。

- 清扫操作基础就是对疏松的结缔组织间隙做钝性剥离，剩余的纤维状的组织用能量器械切离。横跨剥离层的小血管也同样要切离。此处的重点是通过放大镜头辨认清楚需要清扫的脂肪组织和需要保留的脂肪组织的界线。

- 助手右手抓住胃大网膜右动静脉的蒂，在 V 字形左侧操作时，要把血管蒂往患者右侧稍微倾斜，左手向上顶起胃前庭部后壁，要注意形成操作空间。在 V 字形右侧操作时要把血管蒂往患者左侧稍稍倾斜，方便术者对胰头部在垂直方向产生对抗牵引。

5　胃大网膜右动脉的切离

- 当剥离出现胃网膜右动脉、幽门下动脉时，分别在根部夹闭切离（图 2-10）。

- 从十二指肠壁剥离含有 No.6 淋巴结的脂肪组织，一直剥离到幽门环前，结束 No.6 淋巴结的清扫（图 2-11）。

图 2-8　胃大网膜右静脉的切离

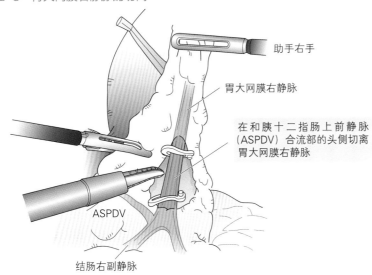

助手右手

胃大网膜右静脉

在和胰十二指肠上前静脉（ASPDV）合流部的头侧切离胃大网膜右静脉

ASPDV

结肠右副静脉

图 2-9　No.6 淋巴结的清扫

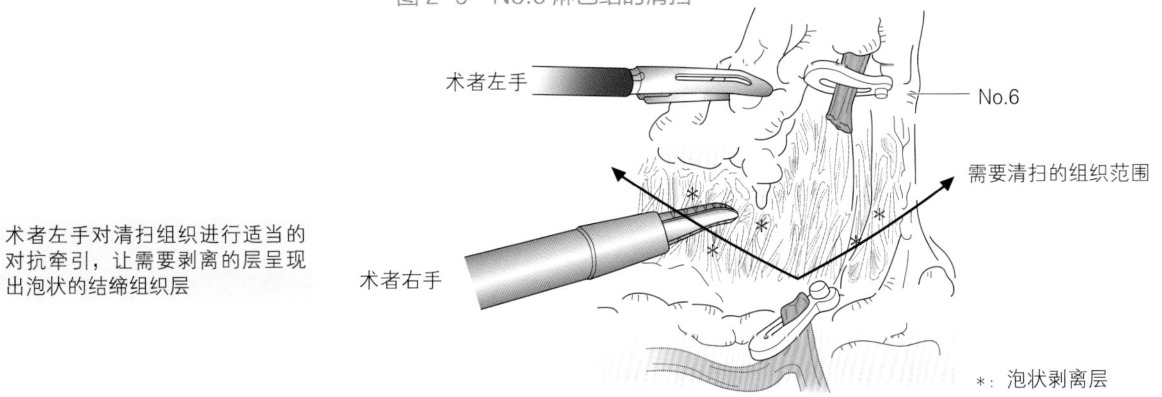

术者左手

No.6

需要清扫的组织范围

术者左手对清扫组织进行适当的对抗牵引，让需要剥离的层呈现出泡状的结缔组织层

术者右手

＊：泡状剥离层

图 2-10　胃大网膜右动脉的切离

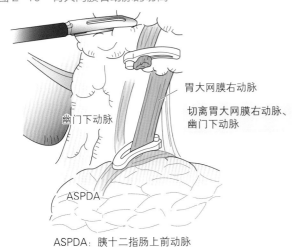

胃大网膜右动脉

切离胃大网膜右动脉、幽门下动脉

幽门下动脉

ASPDA

ASPDA：胰十二指肠上前动脉

图 2-11　清扫完成

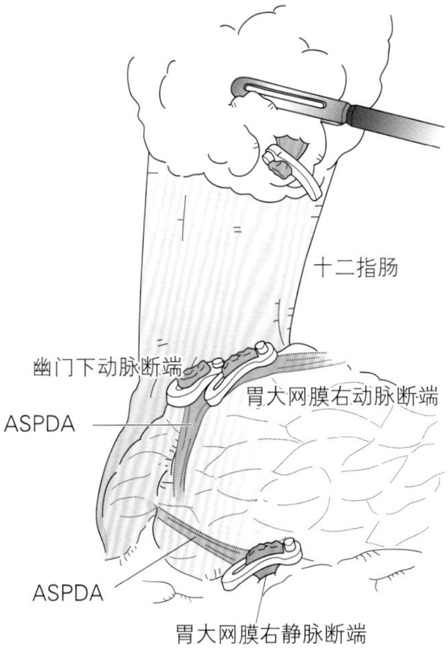

十二指肠

幽门下动脉断端

胃大网膜右动脉断端

ASPDA

ASPDA

胃大网膜右静脉断端

6 切离十二指肠

- 在十二指肠背侧塞入纱布（图 2-12）。把胃、十二指肠移回原来的位置，在十二指肠上缘切开十二指肠动脉和胃右动脉之间的无血管区域的浆膜，开一个口（图 2-13）。

- 将直线型吻合器从助手左手的戳卡插入。在进行 Delta 吻合时，术者抓住靠近幽门环的胃前壁和后壁，把十二指肠按后壁至前壁方向进行切离（图 2-14）。切离后确认钉缝部是否按前后方向切离，以及是否有出血（图 2-15）。

图 2-12　在十二指肠背侧塞入纱布

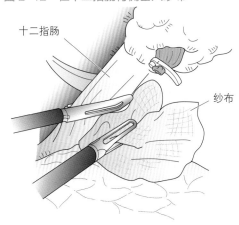

十二指肠

纱布

在十二指肠背侧塞入纱布

图 2-13　切开十二指肠上缘的浆膜

胃右动静脉的蒂束

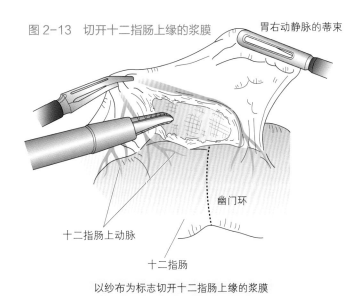

幽门环

十二指肠上动脉

十二指肠

以纱布为标志切开十二指肠上缘的浆膜

图 2-14　切离十二指肠

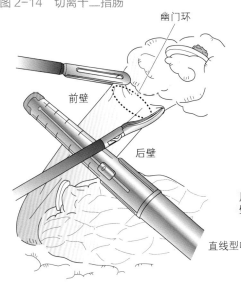

幽门环

前壁

后壁

用直线型吻合器把十二指肠按后
壁至前壁方向进行切离

直线型吻合器

图 2-15　确认切离

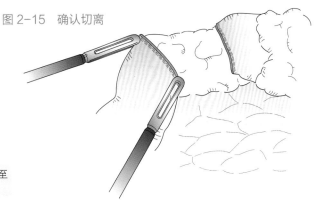

确认十二指肠已经沿后壁至
前壁方向被切开

三 大网膜切除

- 笔者所在科室对临床分期 T3 以上的肿瘤会进行大网膜切除。
- 内脏脂肪多的情况，如果不保留胃大网膜左动脉的大网膜支，剩下的大量的大网膜会出现坏死情况。对这类病例进行大网膜切除会更安全，手术难度也会降低不少。

■ 步骤

1　大网膜切除（左侧）至胃大网膜左动静脉的处理

- 术野展开的方法和保留大网膜的方法基本相同。不过，因为要在横结肠附着部切离大网膜，因此要把大网膜向横结肠头侧牵拉，需要助手右手和术者左手配合把大网膜展开成平面。辨别大网膜脂肪和横结肠的脂肪垂，在两者的交界处进行切断。在使用手术电刀等能量器械切离时，一定要小心不要烫伤横结肠（图 2-16）。
- 在有脾下极支分布的水平层切离胃大网膜左动静脉（图 2-17）。

2　大网膜切除（右侧）

- 在右侧进入网膜囊切除层开始剥离。助手右手抓住胃大网膜右动静脉的血管蒂，术者左手抓住大网膜的脂肪组织，助手左手抓住横结肠并进行牵引（图 2-18）。
- 一边切离大网膜的横结肠附着部，一边把网膜囊剥离层从患者的左侧往右侧剥离。剥离方向可以沿着腹腔镜手术最适宜的由内往外的视野进行，剥离层的辨认非常容易。大网膜的脂肪和横结肠的脂肪交界处辨认清楚的情况下进行慎重的剥离，渐渐地就能确定剥离层变为泡状的稀疏结缔组织层间隙（图 2-19）。

⇒ 前往 No.6 淋巴结清扫

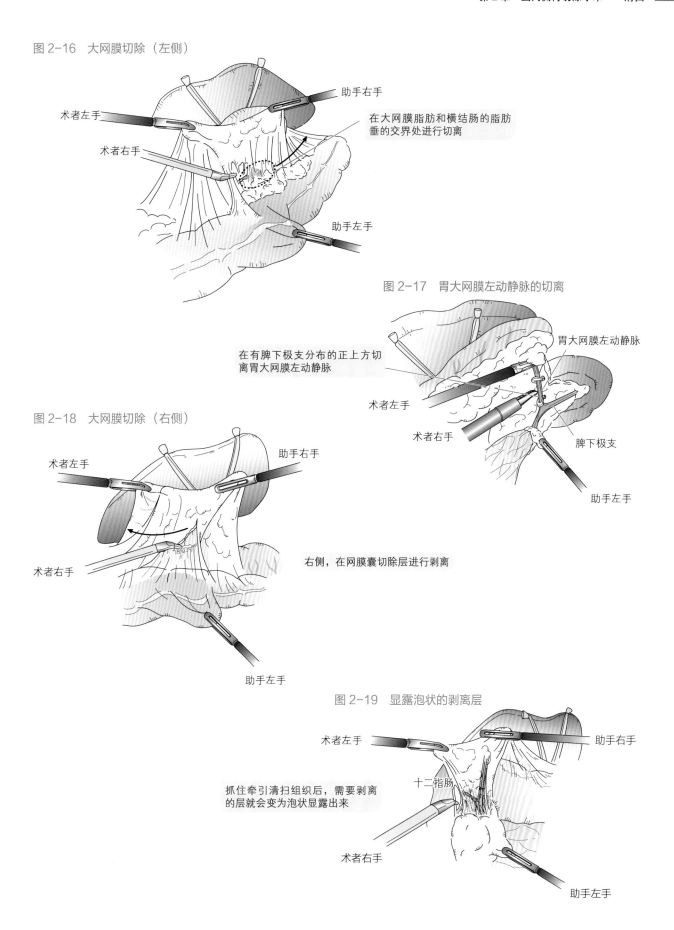

图 2-16　大网膜切除（左侧）

助手右手

术者左手

术者右手

在大网膜脂肪和横结肠的脂肪垂的交界处进行切离

助手左手

图 2-17　胃大网膜左动静脉的切离

胃大网膜左动静脉

在有脾下极支分布的正上方切离胃大网膜左动静脉

术者左手

术者右手

脾下极支

助手左手

图 2-18　大网膜切除（右侧）

术者左手

助手右手

术者右手

右侧，在网膜囊切除层进行剥离

助手左手

图 2-19　显露泡状的剥离层

术者左手

助手右手

抓住牵引清扫组织后，需要剥离的层就会变为泡状显露出来

十二指肠

术者右手

助手左手

四 胰上缘清扫：D2 清扫   1-④~⑥ 4 9-④~⑥

- 胰上缘淋巴结清扫中，采用"内侧入路"识别神经纤维密集包绕的各动脉根部。从动脉根部的神经层前面进入，由身体中枢侧向末梢进行淋巴结的剥离、松动、切离，这是基本理念。

- 具体来说，先确认肝总动脉周围神经丛前方的清扫层，保持层次，胃左动脉根部作为左、右两侧清扫的原点，在患者右侧做 U 字形剥离，在患者左侧做 V 字形剥离，把淋巴组织往上方牵引并切离（UV 切离，图 2-20）。

图 2-20　UV 切离

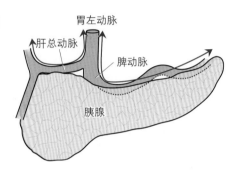

■ 步骤

1　胃右动脉周围的清扫

- 胃右动脉周围的清扫最重要的是肝固有动脉、胃十二指肠动脉、胃右动脉的直线化。切断十二指肠后把胃翻转到头侧。助手右手使用牵开器把肝门部往头侧推挤，使肝十二指肠系膜呈直线化。左手把持胃右动静脉的血管蒂向屏幕的右上方展开（图 2-21）。

2　确认神经前面的层

- 术者左手抓住并上提胰上缘的清扫组织。在胰上缘切开腹膜，把 No.8 淋巴结上提到腹侧后，在淋巴结背侧就可以确认为肝总动脉的神经前面的层（图 2-22）。这条神经的前面就是清扫层。

3　切离胃右动脉

- 在肝固有动脉前面切开肝十二指肠系膜的浆膜，使肝固有动脉的神经前面的层在头侧露出一些。然后，让肝总动脉的神经前面的层和肝固有动脉的左侧神经前面的层相连，向头侧剥离就能识别胃右动脉根部，在胃右动脉的根部切离。

4　肝固有动脉周围的剥离

- 在根部切断胃右动脉后，继续沿肝固有动脉的神经前面的层进行剥离，上下对切肝十二指肠系膜（图 2-23）。在保留了迷走神经肝支的高度将小网膜切离。

图 2-21　胃右动脉周围的清扫

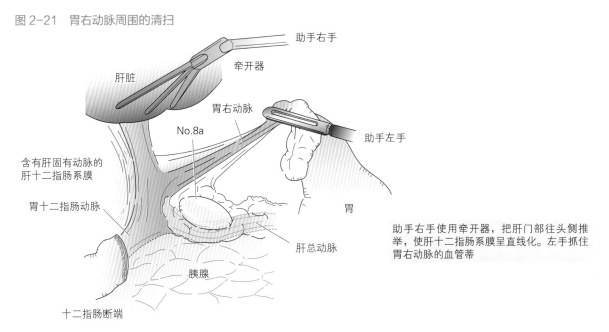

助手右手使用牵开器，把肝门部往头侧推举，使肝十二指肠系膜呈直线化。左手抓住胃右动脉的血管蒂

图 2-22　确认神经前面的层

术者左手

肝固有动脉

No.8a

进入 No.8a 淋巴结和肝总动脉之间的神经前面的层

胃右动脉

肝总动脉

胃十二指肠动脉

图 2-23　上下对切肝十二指肠系膜

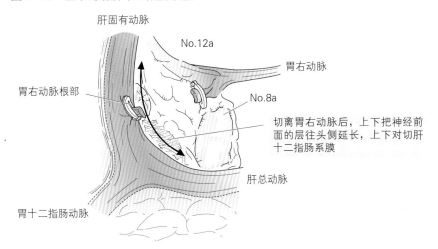

肝固有动脉

No.12a

胃右动脉

胃右动脉根部

No.8a

切离胃右动脉后，上下把神经前面的层往头侧延长，上下对切肝十二指肠系膜

肝总动脉

胃十二指肠动脉

- 在肝固有动脉背侧有时能发现 No.12 淋巴结，此时暂不清扫该处淋巴结，清扫方向转为胃左动脉方向。

5　胃左动脉周围的展开

- 进一步把胃翻转到头侧。助手右手越过胃胰襞抓住胃左动脉，将其往腹侧牵引。助手左手拿着折叠的纱布把胰体往画面下方翻转（翻转胰腺）（图 2-24）。

6　胃左动脉左、右的剥离

- 切开胰上缘的腹膜，使其与肝总动脉周围发现的神经前面的层相连通。保持这一层的同时，向胃左动脉根部推进剥离，在胃左动脉的左、右确认神经前面的疏松层，然后广泛剥离（图 2-25）。

7　胃左动脉的切离

- 除胃左动脉根部位于深处的情况外，其他情况下均切离胃左动脉（图 2-26）。通过此操作胃左动脉周围的组织会被大幅度展开，使后面的清扫操作变得简单。
- 为了彻底清除胃左动脉根部头侧的 No.9 淋巴组织，多会切离动脉周围的神经组织。

Point　⊙翻转胰腺的窍门

助手不能在右手保持张力的情况下（保持向上方牵拉的状态）翻转胰腺。会撕裂周围的组织。放松右手，解除张力，右手和左手同时向下，让胰脏翻转后，右手再向上牵引就能很好地展开。

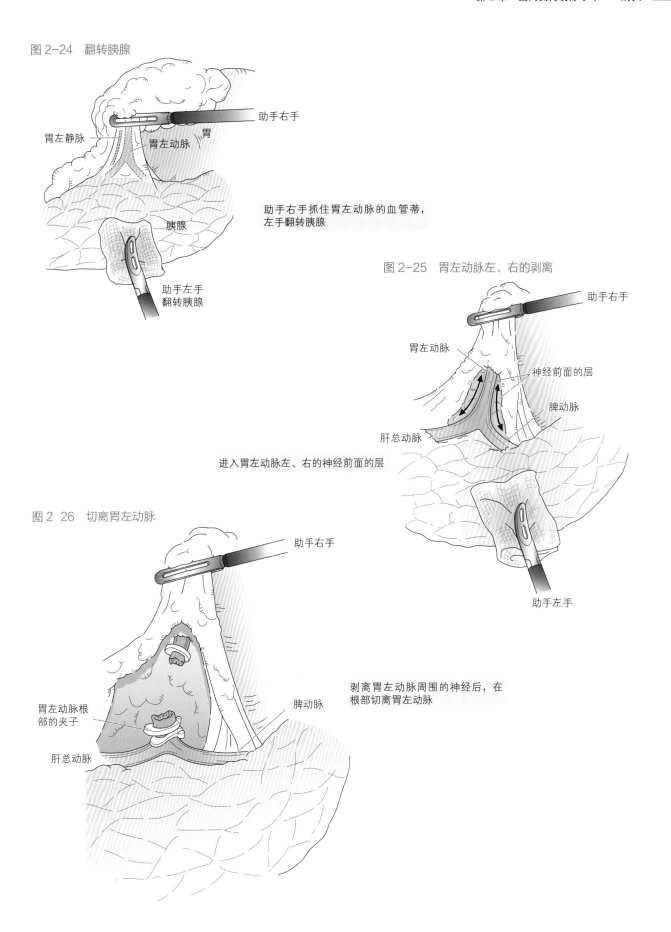

图 2-24　翻转胰腺

胃左静脉

胃左动脉　胃

助手右手

胰腺

助手左手
翻转胰腺

助手右手抓住胃左动脉的血管蒂，
左手翻转胰腺

图 2-25　胃左动脉左、右的剥离

助手右手

胃左动脉

神经前面的层

脾动脉

肝总动脉

助手左手

进入胃左动脉左、右的神经前面的层

图 2 26　切离胃左动脉

助手右手

胃左动脉根部的夹子

脾动脉

肝总动脉

剥离胃左动脉周围的神经后，在
根部切离胃左动脉

8　腹腔动脉右侧的清扫

- 腹腔动脉右侧的清扫要沿着肝动脉的神经前面呈 U 字形剥离需要清扫的组织，活动性变得良好后，再回到主动脉旁淋巴结的部位进行切离。

9　患者左侧的 U 字形

- 切断胃左动脉后，术者左手把淋巴组织稍往外侧展开。胃左动脉的左侧确认的神经前面的层，沿着右腹腔神经结的前面从内侧往外侧剥离（图 2-27）。

10　患者右侧的 U 字形

- 助手把持清扫组织，这次稍微向内侧展开。术者左手抓住肝固有动脉周围的神经丛，对清扫组织进行充分的对抗牵引，在肝固有动脉的神经前面的层次上进行剥离。助手左手负责翻转胰腺，不过如果清扫进入深处，也需要抓住肝总动脉的神经丛。

- 像这样从左、右进行 U 字形剥离后，需要清扫的淋巴组织的活动性就变得非常强，动脉背侧隐藏的淋巴组织也会接连从深处显现，最后门静脉也常常会自然显露出来（图 2-28）。

- 最后 No.8p 淋巴结连到腹主动脉淋巴结的索状的淋巴组织会残留下来，因此此处要作为清扫界线进行切除。然后，往头侧清扫，从右腹腔神经结开始保留右大内脏神经，显露横膈膜右脚（图 2-29）。

Point　　◉ 淋巴组织切离断端的处理

　　为了预防术后淋巴瘘，许多医院会使用夹子，夹闭时很容易导致组织撕裂，因此我们采用柔凝进行凝固。使用这种方法，从未出现过淋巴瘘。

图 2-27　患者左侧的 U 字形

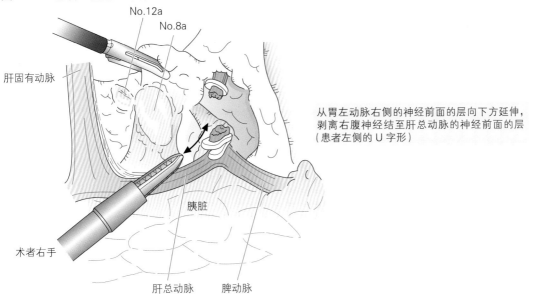

从胃左动脉右侧的神经前面的层向下方延伸，剥离右腹神经结至肝总动脉的神经前面的层（患者左侧的 U 字形）

图 2-28　患者右侧的 U 字形

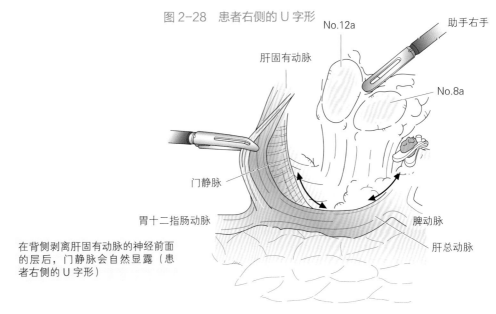

在背侧剥离肝固有动脉的神经前面的层后，门静脉会自然显露（患者右侧的 U 字形）

图 2-29　清扫完成

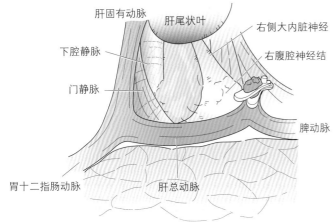

11 腹腔动脉左侧的清扫

- 腹腔动脉左侧的清扫要从左右方向呈 V 字形剥离需要清扫的组织。这样的话，脾动脉的背侧常常露出脾静脉和胰腺背侧。No.11p、No.9L 淋巴结在背侧和腹主动脉淋巴结相连，因此要尽可能地将其剥离上提后切离。

12 患者右侧的 V 字形

- 清扫腹腔动脉右侧后，把清扫完成的组织向患者左侧展开，剥离胃左动脉左侧的后腹膜面。深处的部分在肾筋膜前面的层剥离，在左腹腔神经结前面的层剥离。往里剥离为了增加清扫组织的可动性，虽然前面的层稍微深一点儿，但是中途要连通（图 2-30）。

13 患者左侧的 V 字形

- 接着把清扫组织（No.11p、No.9L 淋巴结）垂直上提，展开呈屏风状。助手右手抓住"屏风"深处并上提，左手翻转胰腺。术者左手轻柔地上提"屏风"的部分，在脾动脉神经前面的层上剥离患者左侧的"屏风"（图 2-31）。清扫进入到深处后，助手左、右手抓住脾动脉神经丛，将其展开。

14 No.11p 淋巴结和 No.9L 淋巴结的上提

- "屏风"前，画面左侧在腹腔神经结前面剥离，画面右侧在脾动脉的神经前面的层剥离后，No.11p、No.9L 淋巴结会被慢慢上提。其背侧和腹主动脉淋巴结相连，因此尽可能上提后切除淋巴组织（图 2-32）。

- 剥离进入到"屏风"深处。从左、右进行 V 字形剥离后，脾动脉背侧的脾静脉和胰腺背侧会自然显露，腹腔动脉左侧的清扫结束（图 2-33）。No.9L 淋巴结与 No.11d 淋巴结的交界并没有明显的标志，通常为脾动脉在头侧的弯曲部位，或者可以直接清扫到胃后动脉根部附近。

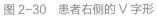

图 2-30　患者右侧的 V 字形

术者左手

膈肌脚

肝总动脉

术者右手

胰腺

深处是肾筋膜前面的层

眼前是腹腔神经结前面的层

No.11p

脾动脉

用手术电刀剥离 No.11p 淋巴结背侧。深处和眼前的层虽然不同，但是在中途会连在一起

图 2-31　患者左侧的 V 字形

变成屏风状的 No.11p

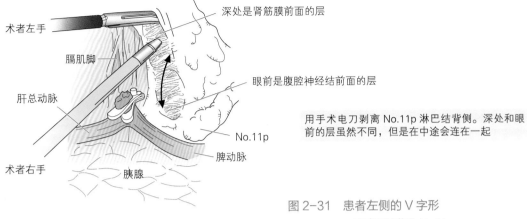

术者左手

助手右手

胃

肝总动脉

脾动脉

术者右手

助手左手

把 No.11p 淋巴结展开呈屏风状，切开胰上缘的浆膜后，脾动脉就会被显露出来。
脾动脉的神经前面的层延长到背侧后，脾静脉和胰腺背侧就会显露出来

图 2-32　No.11p 淋巴结的上提

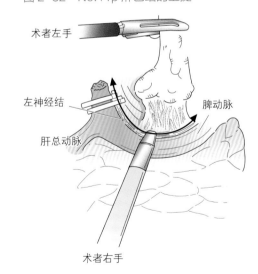

术者左手

左神经结

肝总动脉

脾动脉

术者右手

电刀仔细地切断纵向的纤维，隐藏在其深处的 No.11p 淋巴结就会慢慢被提起

图 2-33　D2 清扫完成

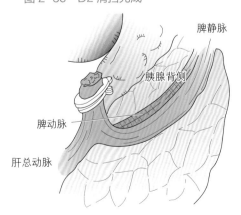

脾静脉

胰腺背侧

脾动脉

肝总动脉

五

胰上缘清扫：D1+ 清扫 视频 3

- 基本思路和胰上缘 D2 清扫相同。对于 No.11p 淋巴结和 No.12a 淋巴结，不考虑完全清扫。胃左动脉周围的清扫从患者左侧开始进行，但是这样做很容易破坏 No.11p 淋巴结周围组织，因此要先进行处理。在神经前面的层上剥离上提淋巴组织后再切离的思路和胰上缘 D2 清扫相同，只是清扫的深度不同。

▊ 步骤

1　胃右动脉周围的清扫

- 到胃右动脉的处理为止都和 D2 清扫相同。切离胃右动脉后，D2 清扫要切离背侧保留的浆膜以拉出 No.12 淋巴结，在这一阶段结束清扫（图 2-34）。

2　腹腔动脉左侧的清扫，胃左动脉的切离

- 确认胃左动脉左侧稀疏层后，在外侧剥离含有 No.9 淋巴结的组织。患者左侧的屏风状的组织呈小 V 字形的状态下，在脾动脉或者是胰上缘的高度切离（No.11p 淋巴结不完全清扫）（图 2-35）。然后，切离胃左动脉，开始右侧的清扫。

3　腹腔动脉右侧的清扫

- 右腹腔神经结的前面从内侧剥离后，在肝总动脉上缘的高度切离淋巴组织。清扫 No.8a 右侧 No.9 淋巴结（图 2-36、图 2-37）。

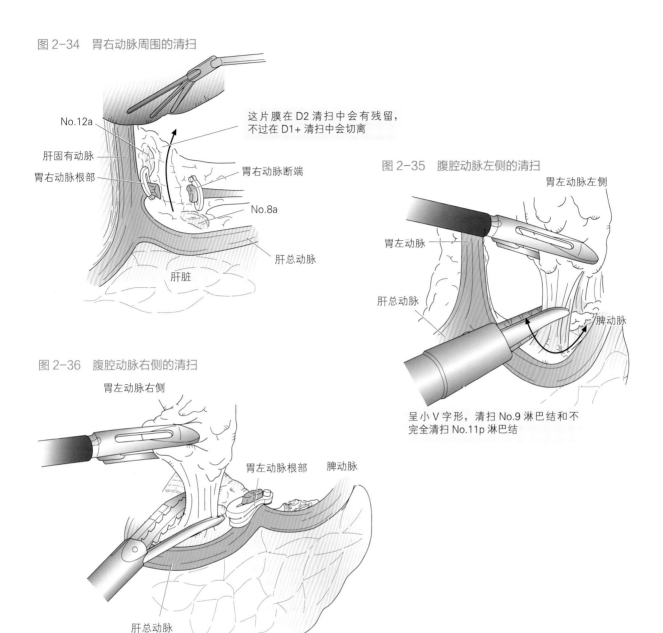

图 2-34　胃右动脉周围的清扫

No.12a
肝固有动脉
胃右动脉根部
肝脏

这片膜在 D2 清扫中会有残留，不过在 D1+ 清扫中会切离

胃右动脉断端
No.8a
肝总动脉

图 2-35　腹腔动脉左侧的清扫

胃左动脉左侧
胃左动脉
肝总动脉
脾动脉

呈小 V 字形，清扫 No.9 淋巴结和不完全清扫 No.11p 淋巴结

图 2-36　腹腔动脉右侧的清扫

胃左动脉右侧
胃左动脉根部
脾动脉
肝总动脉

图 2-37　D1+ 清扫完成

膈肌脚
肝固有动脉
脾动脉
清扫组织断端。和 D2 相比较浅的清扫
胃十二指肠动脉
肝总动脉

六 No.1 淋巴结清扫

- No.1 淋巴结连同周围的脂肪组织和胃壁形成一体，不过将其适当展开后，它和胃壁之间有可以剥离的结缔组织层。剥离正确的层后，淋巴组织并不会分散开，而是变成被结缔组织膜包裹的状态，这种状态下便可以进行清扫。

■ 步骤

1 确定清扫上界

- 结束 No.11p 淋巴结清扫后，把胃胰系膜左侧的切离线延长到头侧的胃后壁。把翻转的胃恢复到原来的位置。据保留了迷走神经肝支的高度确定 No.1 淋巴结头侧的清扫上界，显露食管右壁（图 2-38）。

2 No.1 淋巴结的清扫

- No.1 淋巴结从头侧朝尾侧向下剥离。助手抓住胃小弯的前叶和后叶向尾侧牵引。术者左手压住小弯的胃壁制作一个面，右手对含有 No.1 淋巴结的组织从头侧朝着尾侧做钝性剥离。含有剩余血管的索状物用能量器械切离（图 2-39）。
- 从胃的切离线起剥离到稍靠尾侧为止，结束 No.1 淋巴结的清扫（图 2-40）。

图 2-38　确定清扫上界

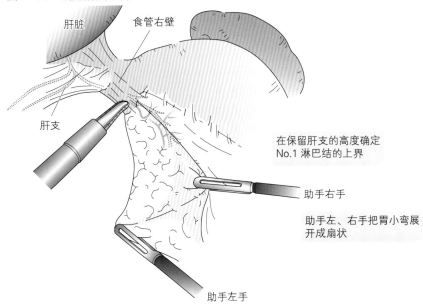

肝脏

食管右壁

肝支

助手右手

在保留肝支的高度确定
No.1 淋巴结的上界

助手左、右手把胃小弯展
开成扇状

助手左手

图 2-39　No.1 淋巴结的清扫

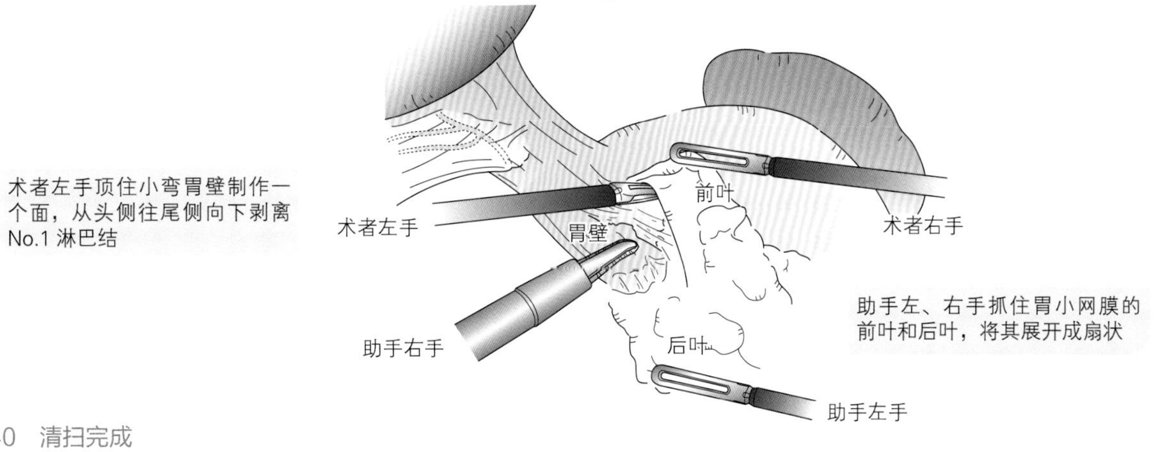

术者左手顶住小弯胃壁制作一
个面，从头侧往尾侧向下剥离
No.1 淋巴结

术者左手

胃壁

前叶

术者右手

助手右手

后叶

助手左、右手抓住胃小网膜的
前叶和后叶，将其展开成扇状

助手左手

图 2-40　清扫完成

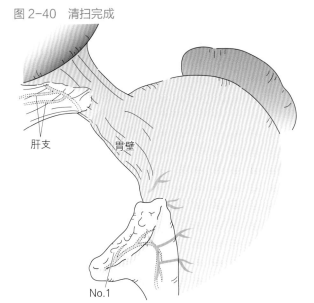

肝支

胃壁

No.1

3　胃的切离

- 确定胃的切离线。<u>小弯侧为胃左动脉下行支的基部附近，大弯侧为 No.4 清扫时标记的汇合处和无血管区域的中间附近，将两者连在一起的线就是切离线，使用 Pyoktanin 甲紫进行标记</u>（图 2-41）。

- 胃切离通常从大弯侧开始进行（图 2-42、图 2-43），不过残余胃较小的情况下也可能从小弯侧开始切离。

图 2-41 标记切离线

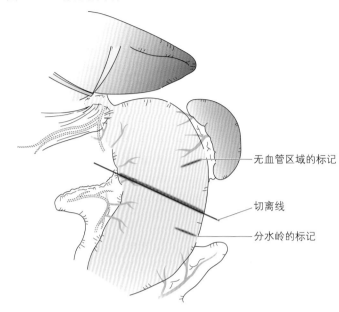

无血管区域的标记

切离线

分水岭的标记

图 2-42 胃切离

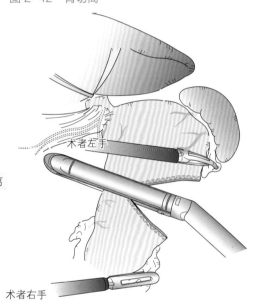

术者左手

通常用两把 60mm 的吻合器就能切离

术者右手

图 2-43 胃切离后

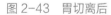

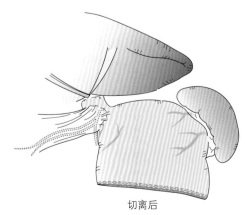

切离后

专栏·和金谷老师的相识过程

第一次有幸面见腹腔镜手术的开拓者，也就是 Delta 吻合的先驱金谷老师，是在我毕业后第 6 年参加的全国学术研讨会上。在这之前，我只知晓他的大名，实话说，因为他实在是太有名了，所以我将他误当作是一位大龄学者。去听了他的发言才发现他比想象中要年轻，是一个充满活力的人，他的手术视频精美，手术说明浅显易懂。这之后每次参加全国学会，旁听金谷老师的发言和午间研讨会时，金谷老师优美的手术操作和简单易懂的说明总能让我感动不已。

毕业后第 10 个年头，从大学院毕业的同时获得医局的国内留学许可后，我首先就要到了金谷老师的联系方式，并直接联系了他。最初和他成功通电话的那次交流，我至今都记忆鲜明。当时我觉得他是大神一样的存在，之前也没有和他说过话，所以非常紧张，不过金谷老师对我非常友好，说随时欢迎我去他那里参观学习。在 3 天的见学中，非常遗憾没能直接参观金谷老师主刀的手术，不过看到了金谷老师指导年轻的外科医生操作的过程，当时就被其指导的高明之处所震惊。此外，手术结束后的休息时间，他还给我们开了欢迎会，我完全被他的人格魅力所折服。那之后我产生了一个强烈的念头，想要去金谷老师的身边学习！

实际和金谷老师一起工作后我才发现，金谷老师并不是那种对新事物充满自信的人，相反他非常慎重，对待新事物抱着严谨的态度，总是在思考如何提高手技。他对手术手技理论的讲解非常细致，让我们主刀时也会监督我们，不让我们乱来，他还时常思考"对患者来说什么才是最重要的"。

Delta 吻合是一项伟大的发明，不光是日本学者，世界各地的学者都常来参观学习。有参观者来的时候金谷老师就会在接待客人的同时教导我们和全世界专家交流的重要性。金谷老师时常受到世界各地同行的邀请，我们在获得同行机会时，也能获得各种各样的收获。就这样，我跟随着金谷老师的脚步，一步一步地学习着手术和作为外科医生的生存之道。

赤川 進 （大阪赤十字病院 消化器外科）

第 3 章

幽门侧胃切除手术
——重建

一 幽门侧胃切除后的重建——总论

■ 重建方法的选择

- Billroth-I法（Delta 吻合）（图 3-1）：为第一选择。简便安全，长期 QOL 效果也良好。
- Billroth-II法（图 3-2）：残余胃较小的病例，或者疑似存在十二指肠浸润等 Billroth-I法难以完成的病例、高龄者，以及高风险病例，选择该方法。
- Roux-en-Y法（图 3-3）：中度以上的食管裂孔疝气并发症病例，行 Billroth-I法出现困难的年轻病例，选择该方法。

图 3-1 Billroth-I法（Delta 吻合）

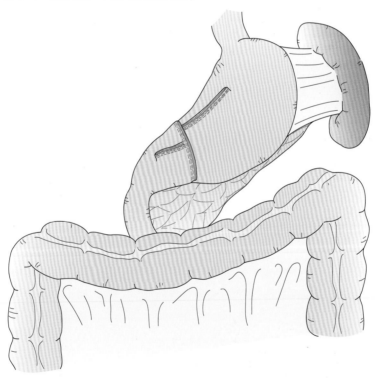

图 3-2　Billroth- Ⅱ法

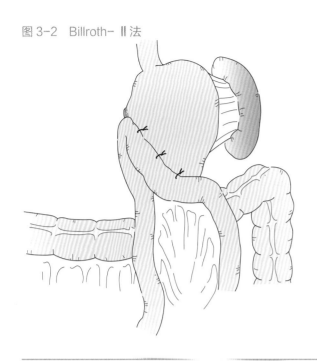

图 3-3　Roux-en-Y 法

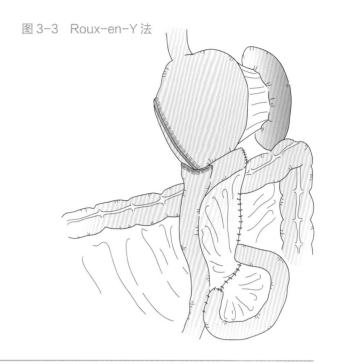

■ 戳卡的配置（图 3-4）

- 不管是哪一种重建方法，戳卡的配置基本上都一样，考虑患者的身高，根据到吻合部的距离微调整插入吻合器的戳卡。
- Delta 吻合的情况，助手左手把吻合器从左下的戳卡伸入，为了能在患者体内自由操作，从戳卡到吻合部之间必须保证一定的距离。因此，很多时候左下的戳卡会在稍靠尾侧的肚脐的高度。
- 选择 Roux-en-Y 法的情况下要在脐部装入切口保护套，因此一般会把左下的戳卡设置在稍靠外侧的位置。

图 3-4　戳卡的配置

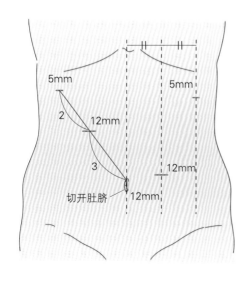

5mm　　5mm

2　12mm

3

12mm

切开肚脐　12mm

助手左手戳卡设置在和右手戳卡的中线上。
行 Roux-en-Y 法，则设置在稍靠外侧的位置

二 Billroth-Ⅰ法（Delta 吻合）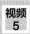

- Delta 吻合是一种对胃、十二指肠后壁上使用功能性端端吻合技术的吻合法。胃、十二指肠的后壁之间用直线型吻合器吻合，再用直线型吻合器关闭共同开口。第一次钉合时，先扭转胃，以及对十二指肠通常会做 90° 旋转的腹背侧方向（后壁至前壁方向）的切离，这种吻合方法的重点是在 V 形吻合口的头侧确保胃和十二指肠各自的后壁宽度，并确保同一区域的血流（图 3-5）。
- Kocher 游离容易引起倾倒综合征，因此笔者所在科室不会采用。

图 3-5　Delta 吻合的要点

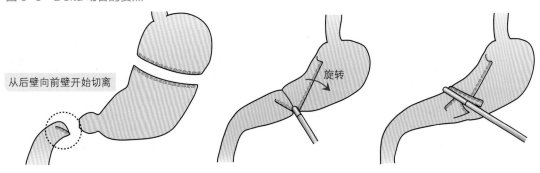

从后壁向前壁开始切离　　　旋转

▋ 步骤

1　十二指肠的切离（图 3-6）

- <u>术者左手抓住幽门环附近的胃前壁，术者右手抓住胃后壁，助手左手操作直线型吻合器，将十二指肠从后壁向前壁切离</u>。不一定非要严格沿着后壁至前壁的方向操作，不过为了确保后面的血流，尽可能按照后壁至前壁的方向进行切离。另外，残余的十二指肠球部的长度要提前预留 2cm。断端太短的话，后面的吻合操作会不好进行。

2　制作吻合器插入孔

- 吻合器插入孔分别在胃的大弯侧和十二指肠的后壁制作。为了防止腹腔内污染，插入孔切开完成后就立刻吸引胃腔和肠腔（图 3-7）。
- 制作吻合口的吻合器选择 45mm 规格的。<u>在残胃侧插入钉仓，插入后把残胃按顺时针方向旋转</u>（图 3-8）。
- 助手右手抓住胃壁，让其保持顺时针方向扭转的状态，同时吻合器往十二指肠侧移动。<u>抵钉座侧插入十二指肠时不需要移动吻合器</u>，<u>让抵钉座侧盖住十二指肠即可，这样可以避免损伤十二指肠</u>。

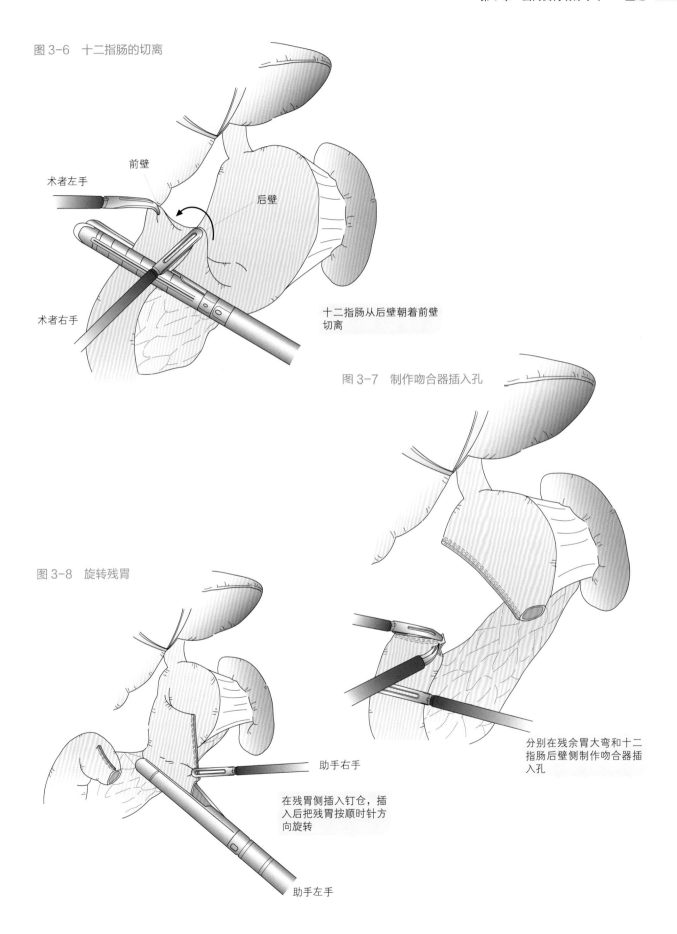

图 3-6　十二指肠的切离

术者左手

前壁

后壁

术者右手

十二指肠从后壁朝着前壁切离

图 3-7　制作吻合器插入孔

分别在残余胃大弯和十二指肠后壁侧制作吻合器插入孔

图 3-8　旋转残胃

助手右手

在残胃侧插入钉仓，插入后把残胃按顺时针方向旋转

助手左手

3　第一次切割闭合建立吻合（残余胃十二指肠吻合）

- 把十二指肠沿着逆时针方向旋转（图3-9）并用电凝烧灼开口。胃和十二指肠的后壁吻合后形成共通孔。从共通孔观察内腔，确认无黏膜面的损伤和出血（图3-10）。

4　共通孔的闭锁

- 共通孔用切割吻合器或者缝合进行假闭合。假闭合后用直线型吻合器对共通孔进行真闭合。真闭合之前，吻合器轴和闭锁轴要先进行吻合。共通孔用1发60mm的吻合器或者2发45mm的吻合器进行闭锁，不过从手技上看应用2发45mm的吻合器会更简便（图3-11、图3-12）。

- 共通孔闭锁后把切闭的残余组织取出至体外，确认已经完成全层切离。观察吻合部，外翻的吻合器靠近胃十二指肠动脉或胰腺时，在胃壁追加浆膜层缝合，把吻合器包埋。

Point　　直线型吻合器吻合法的诀窍①

◉ One by one technique

　　使用开口受限的腔镜切割器时，采用以下手法：应将两端吻合肠管分别套至切割器钉仓及对侧壁，微调到位后击发。切勿试图一次同时套入。

图 3-9　将十二指肠沿着逆时针方向旋转

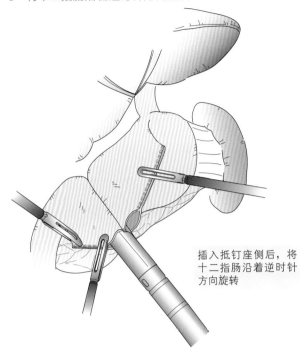

插入抵钉座侧后，将
十二指肠沿着逆时针
方向旋转

图 3-10　确认无出血

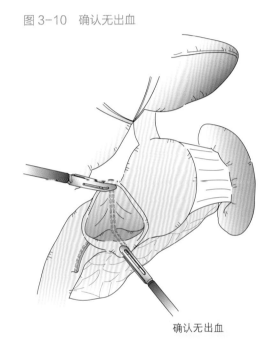

确认无出血

图 3-11　闭锁共通孔

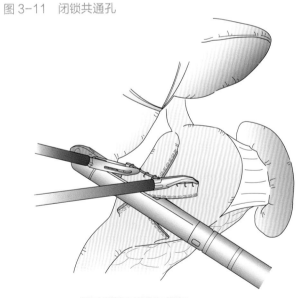

使用直线型吻合器闭
锁共通孔

图 3-12　完成

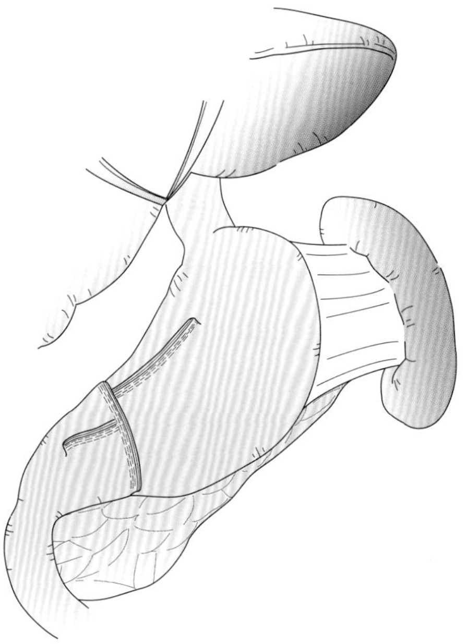

三 Billroth-Ⅱ法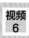

- Billroth-Ⅱ法是考虑到残胃炎、残胃癌风险的简便且术后 QOL 良好的重建方法。笔者所在科室进行 Billroth-Ⅱ法操作时会上提结肠前路，进行逆蠕动侧侧吻合，不另外追加 Braun 吻合。

■ 步骤

1 十二指肠断端的处理

- 重建前先把十二指肠断端进行包埋或者加强连续缝合处理（图 3-13）。

2 空肠的准备

- 将自 Treitz 韧带起约 20cm 的肛门侧的空肠作为吻合预定部，用 Pyoktanin 甲紫做标记。重建操作开始前，提前确认好结肠前路是否能上提到残胃处。不做 Braun 吻合的情况下，输入袢太长的话容易引起输入袢综合征。

3 插入孔的制作

- 残胃大弯侧和空肠分别制作吻合器的插入孔，提前吸引内腔。制作吻合口的吻合器选择 45mm 规格的。使用 60mm 规格的吻合器的话，会让吻合部的空肠扩张，流动性变差。术者右手操作直线型吻合器，在空肠插入孔插入抵钉座侧。助手左手在不拔出空肠的情况下，牵引住空肠并将其连同吻合器一同向胃大弯侧移动。

4 制作共通孔（残胃空肠吻合）

- 往残胃侧的插入孔插入钉仓，让残胃大弯侧和空肠逆蠕动方向吻合（图 3-14）。吻合口制作完成后观察内腔，确认有无损伤和出血。观察吻合部内腔时，不要把吻合器从内腔完全拔出，保持着开放的状态会更容易操作。

图 3-13　将十二指肠断端做埋入或者补强

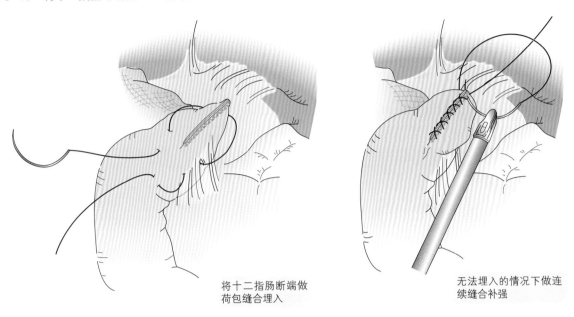

将十二指肠断端做
荷包缝合埋入

无法埋入的情况下做连
续缝合补强

图 3-14　残胃和空肠吻合

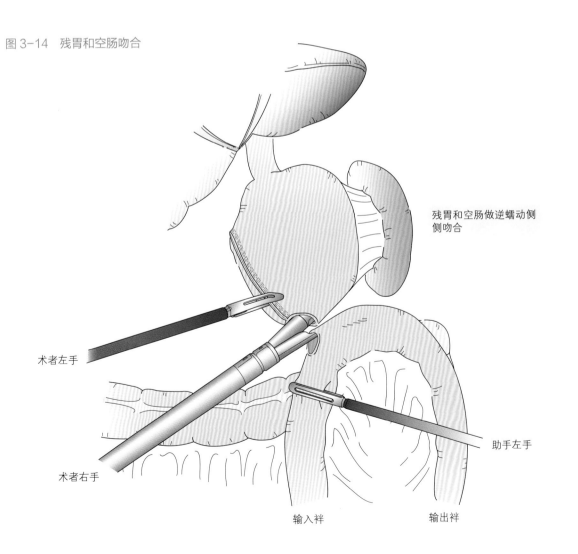

残胃和空肠做逆蠕动侧
侧吻合

术者左手

助手左手

术者右手

输入袢

输出袢

5　闭锁共通孔

- 共通孔闭锁和 Delta 吻合采用同一种手法做临时关闭。在正式闭锁之前，提前模拟好闭合轴与吻合器插入轴相吻合，然后用 60mm 的吻合器正式关闭共通孔。将打掉的组织从腹腔取出，确认已经完成全层切离（图 3-15）。

6　输入袢的吊起固定和 Petersen 间隙的闭锁

- 最后实施输入袢的吊起固定（图 3-16）。输入袢在残胃切离面和残胃前壁用 2 ~ 3 针不可吸收缝合线做缝合固定。吻合结束后让输出袢呈直线，设置在左侧腹部。

- 最近笔者所在科室遇到了在 Billroth- II 法后出现腹内疝的情况。现在都用不可吸收缝合线对 Petersen 间隙做缝合闭锁。

Point　**直线型吻合器吻合法的诀窍②**

◉ Air staple

　　腹腔镜手术中根据戳卡的位置确定吻合器的方向。提前把组织的轴和吻合器的轴相吻合（Air staple）后，就能轻松地进行钉缝。

图 3-15　闭锁共通孔

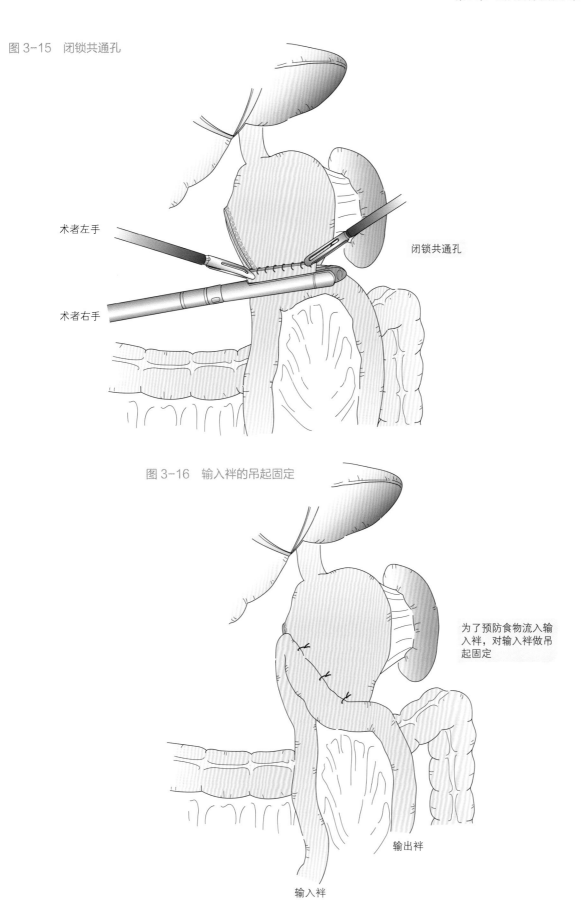

术者左手

术者右手

闭锁共通孔

图 3-16　输入袢的吊起固定

为了预防食物流入输入袢，对输入袢做吊起固定

输出袢

输入袢

四 Roux-en-Y 法

- 残胃方向逆流较少的反面有两处吻合点，这是一种需要一定技巧的略微繁杂的重建方法。此外，肠系膜的空隙未能闭锁的话，可能会出现术后腹内疝。
- 笔者所在科室会在结肠前进行重建。为了缩短时间，空肠的处理和 Y 袢的制作从取出标本的脐部小切口的直视视野下进行。

▊ 步骤

1　十二指肠断端的处理
- 十二指肠断端的吻合器和 Brillroth-Ⅱ法一样做埋入或者补强处理。对自 Treitz 韧带起约 20cm 的肛门侧的空肠做标记，然后从脐部小切口拉出至体外。

2　制作 Y 袢
- 先确认前面的标记和小肠系膜内的血管走行，用直线型吻合器切离空肠。和全胃切除不同，系膜处理只离断边缘动静脉，不切离空肠动静脉（图 3-17）。
- 用腹腔镜确认上提空肠在结肠前路能到达残胃。然后，在起自上提空肠端约 25cm 的肛门侧制作 Y 袢吻合部。体外操作用 45mm 的吻合器，和空肠一起做侧侧吻合，共通孔采用手动缝合做全层单层闭锁（图 3-18）。
- 为了预防腹内疝，对袢吻合部的系膜缺损部用不可吸收缝合线做缝合闭锁。上提空肠侧的插入孔在体外制作。由于是顺方向吻合，在起自上提空肠端 45mm 的位置设置插入孔。在体外提前尝试往插入孔插入抵钉座的话，腹腔内的插入会更容易（图 3-19）。

图 3-17　切离空肠

口侧

肛门侧

用直线型吻合器切离自 Treitz 韧带起约 20cm 的肛门侧的空肠

Multi Flap Gate

图 3-18　闭锁共通孔

上提空肠

20～30cm

用直线型吻合器做侧侧吻合，制作 Y 袢。手动缝合闭锁共通孔

图 3-19

45mm

制作插入孔

系膜的闭锁

Y 袢的系膜用不可吸收缝合线闭锁

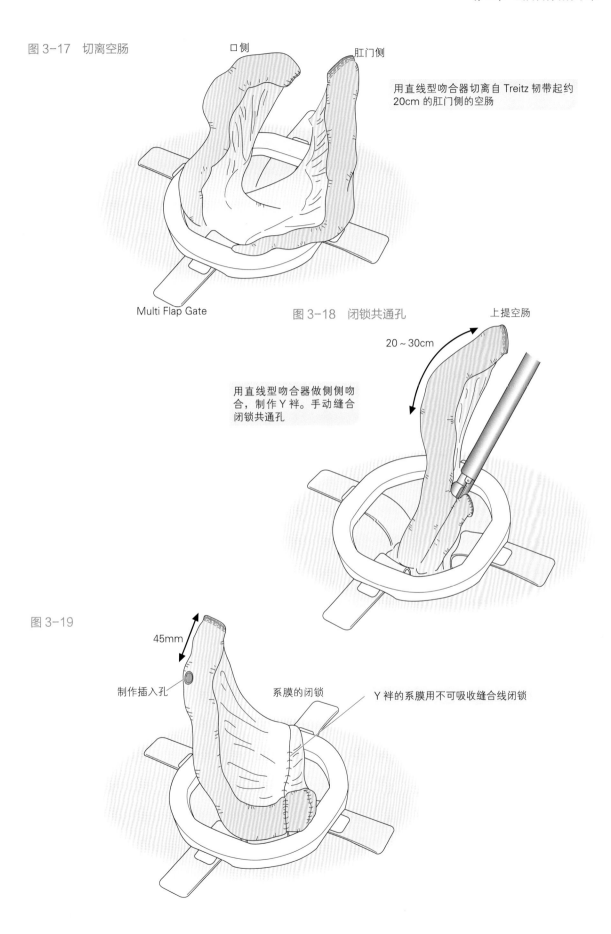

3 共通孔的制作（残胃空肠吻合）

- 回到腹腔镜操作，在残胃大弯侧制作插入孔，提前充分吸引内腔。使用45mm的吻合器。<u>术者右手操作吻合器，在上提空肠侧插入抵针座侧。注意要在不拔出上提空肠的同时移动到残胃侧</u>。

- <u>在残胃插入吻合器的钉仓侧，进行顺蠕动方向的残胃空肠吻合</u>。Roux-en-Y法重建的病例中很多都是残胃较小的病例，如果没有保证大弯侧吻合需要的距离，要进行后壁附近的吻合。

4 共通孔的闭锁

- <u>共通孔闭锁用60mm的吻合器进行</u>。对于闭锁后的组织片要确认其是否全部都完成了全层切除（图3-20）。

5 Petersen 间隙的闭锁

- <u>为了预防腹内疝，Petersen间隙用不可吸收缝合线做缝合闭锁</u>。最后使上提空肠呈一条直线，结束重建操作（图3-21、图3-22）。

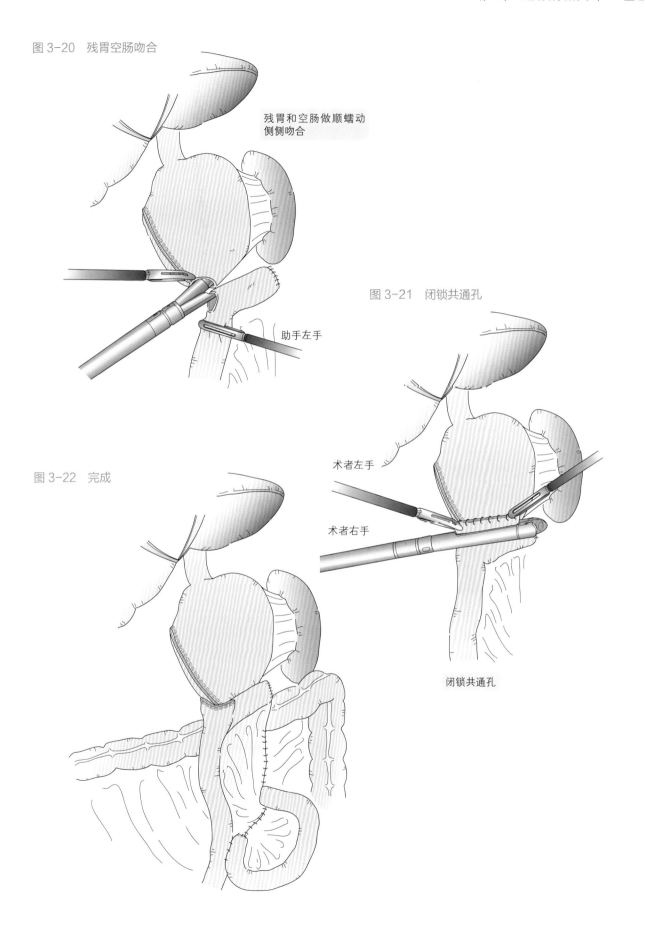

图 3-20　残胃空肠吻合

残胃和空肠做顺蠕动
侧侧吻合

助手左手

图 3-21　闭锁共通孔

术者左手

术者右手

闭锁共通孔

图 3-22　完成

专栏·**手术的美感**

手术经常被人们比作一种艺术。我想是因为见过的人都能从其中感受到一种美。金谷老师一直都把漂亮地进行手术当作自己的目标。

在金谷老师门下学习的时候，我能感受到老师从切开皮肤、戳卡的插入、术野的展开、设定钳子或超声凝固切割装置前端的朝向一直到皮肤缝合，从手术的最初到最后（连同细节在内）的对美的追求。有一次我在做患者身上的灭菌单追加孔时，被老师批评："这个孔不够漂亮。"老师一直贯彻着这种不容许妥协的审美意识。

我们对美的追求从日常生活就开始了。筷子的拿法是否正确，书写的字体是否端正，桌面是否收拾整洁，像这样的日常事项是否做好，是否有意识地去做好。确实，无法正确拿筷子的人，拿不对也不纠正的人，真的能够熟练使用工具吗？字写得丑也不努力练字的人，真的能做到通过细致的接触清扫淋巴结吗？老师的这套理论让我开始意识到了这个问题。每年写给金谷老师的贺卡祝词中，基本都会反复写3次左右才敢送出去。

我认为"漂亮的手术"就是完成后很少出现并发症的手术。所以对美的追求绝不容许任何妥协。人会在某些时候无意识地做出"做到这样就可以了"的妥协。手术不允许妥协。这种妥协会左右患者术后的生活质量，以及剩余的生命。手术从开始到结束的全过程自然不必说，日常生活也要保持对美的追求。这种时常带有美的意识的生活态度让"漂亮的手术"成为可能。

吉村文博 （福冈大学医学部　消化器外科）

第 **4** 章

全胃切除手术
——清扫

No.4sa 淋巴结清扫：D1+ 清扫

- 依照 JCOG0110 的结果，笔者所在科室对于上部的胃癌的处理，对位于胃大弯侧的晚期肿瘤进行 D2+No.10 清扫并进行脾切除，对除此之外的病例做 D1+ 或者 D2 清扫。保留脾的情况，胃短动脉尽量在其根部附近处理，注意千万不要损伤到脾动静脉（图 4-1）。

图 4-1　尽可能把胃脾系膜切离到头侧为止

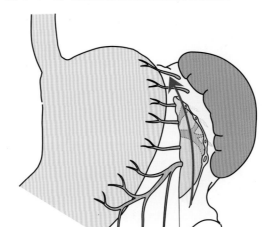

■ 步骤

1　胃大网膜左动静脉的切离

- 和幽门侧胃切除手术的 No.4sb 淋巴结清扫一样，在根部切离胃大网膜左动静脉。保留大网膜时要保留大网膜支，在其末梢切离动静脉（图 4-2）。

2　胃脾系膜的切离

- 一边朝着脾上极切离，一边处理胃短动静脉（图 4-3）。有的病例手术中可能会出现困难，这种情况下不需要强行切离，尽可能地把胃短动静脉切离到头侧。

3　放置纱布

- 结束时，留置纱布，便于后续能在脾胃系膜的内侧和外侧确认（图 4-4）。

图 4-2

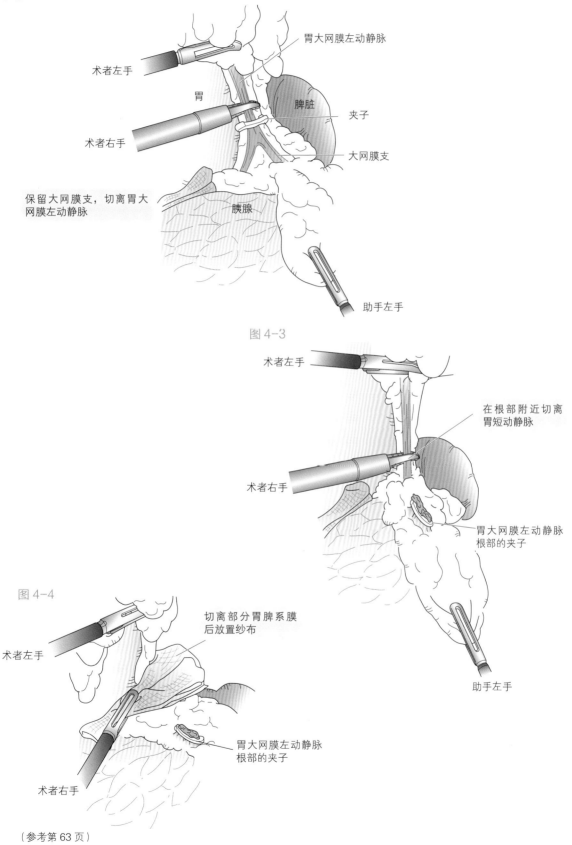

术者左手

胃大网膜左动静脉

胃

脾脏

夹子

术者右手

大网膜支

保留大网膜支，切离胃大
网膜左动静脉

胰腺

助手左手

图 4-3

术者左手

在根部附近切离
胃短动静脉

术者右手

胃大网膜左动静脉
根部的夹子

助手左手

图 4-4

切离部分胃脾系膜
后放置纱布

术者左手

胃大网膜左动静脉
根部的夹子

术者右手

（参考第 63 页）

二 No.1、No.2 淋巴结清扫：D1+ 清扫

- 本操作的要点是，确认和显露从左膈下动脉发出的食管贲门支，确认食道横膈膜，无胃癌食管浸润的情况下要保留。
- 食管贲门支的显露和根部处理是 No.2 淋巴结清扫中的必备技术。此外，保留食道横膈膜是为了防止术后食管空肠吻合进入纵隔内。行功能性端端吻合法进行重建时，如果食管空肠吻合部进入纵隔内的话，由于膈肌脚的压迫会导致吻合部正下方的空肠弯曲妨碍食物通行。

步骤

1 食管周围的剥离

- 结束胰上缘的清扫后，把翻转到头侧的胃翻回原来的位置。助手把胃牵引成扇状，在腹部食管前面展开。术者确定 No.1、No.2 淋巴结的腹侧的清扫上限后，切开浆膜（图 4-5）。第一次切离不显露食管壁，分多次一点儿一点儿地切离，这样能更好确认食道横膈膜。无食管浸润的情况下保留食道横膈膜。
- 和幽门侧胃切除手术的 No.1 淋巴结清扫一样，助手把胃小网膜的前叶和后叶牵引到尾侧，呈扇状展开。在术者事先决定好的清扫上限处显露食管右壁（图 4-6）。
- 在食管背侧切离迷走神经后干，继续剥离露出左膈肌脚，在食管建立隧道（图 4-7）。对食管做全周性修剪，术者左手插入食管背侧，把食管牵引到尾侧。

2 食管的切离

- 使用直线型吻合器切离食管（图 4-8）。

图 4-5

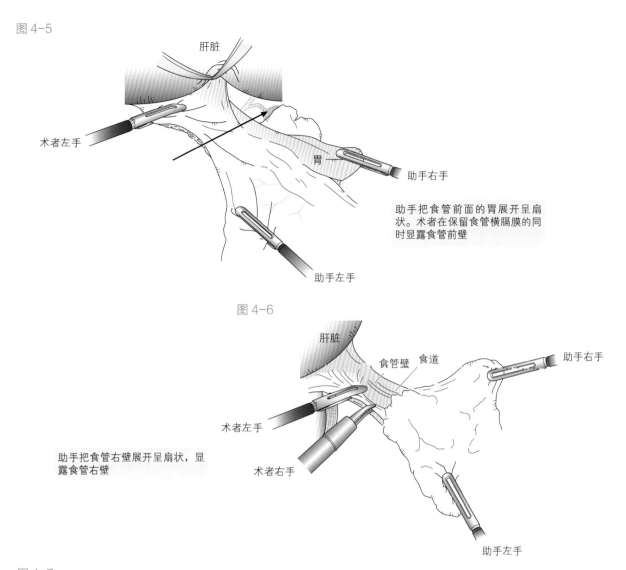

术者左手

肝脏

胃

助手右手

助手左手

助手把食管前面的胃展开呈扇状。术者在保留食管横膈膜的同时显露食管前壁

图 4-6

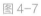

助手把食管右壁展开呈扇状，显露食管右壁

肝脏

食管壁　食道

助手右手

术者左手

术者右手

助手左手

图 4-7

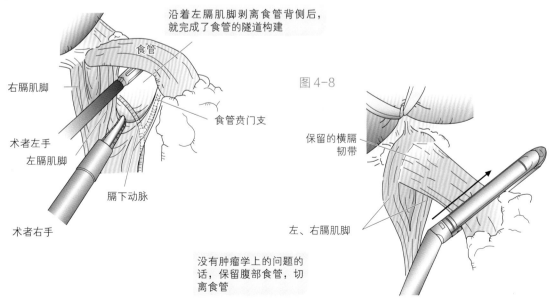

沿着左膈肌脚剥离食管背侧后，就完成了食管的隧道构建

食管

右膈肌脚

术者左手

左膈肌脚

术者右手

食管贲门支

膈下动脉

图 4-8

保留的横膈韧带

左、右膈肌脚

没有肿瘤学上的问题的话，保留腹部食管，切离食管

3　No.2 淋巴结的清扫

- 切离食管后，助手右手提起肛门侧的食管断端，左手将含有 No.2 淋巴结的组织上举展开至屏幕右上。沿着左膈肌脚继续剥离的话，在左膈下动脉和食管贲门支存在的情况下，可以确认左膈下动脉发出的贲门支。在根部处理食管贲门支后清扫 No.2 淋巴结（图 4-9）。

4　残余胃胰襞和胃脾系膜的切离

- 向着脾脏切离胃胰襞左侧。此时要注意不要损伤到脾的上极支。

- 根据需要对 No.11d 淋巴结做尽可能的清扫。不过，想要在保留脾脏的同时完全清扫 No.11d 淋巴结是非常困难的，对于必须要完全清扫 No.11d 淋巴结的病例，行全胃切除（D2+No.10 清扫）同时进行脾切除会更安全。

- 到达脾上极后，就能看到尾侧在清扫 No.4sa 淋巴结时放置的纱布，从头侧切离残留的胃短动静脉，结束清扫（图 4-10、图 4-11）。

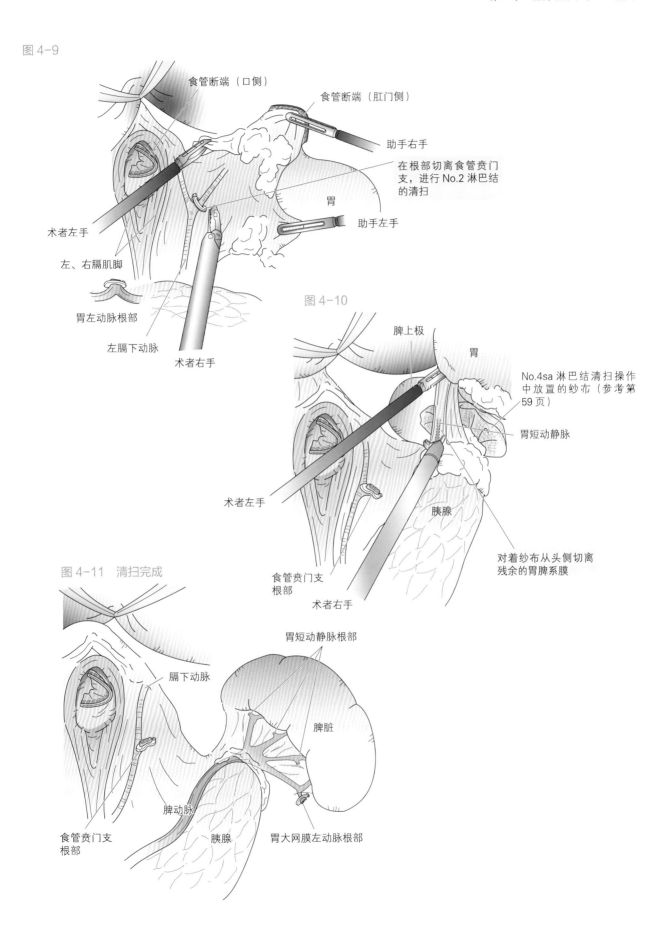

图 4-9

食管断端（口侧）

食管断端（肛门侧）

助手右手

在根部切离食管贲门支，进行 No.2 淋巴结的清扫

胃

助手左手

术者左手

左、右膈肌脚

胃左动脉根部

左膈下动脉

术者右手

图 4-10

脾上极

胃

No.4sa 淋巴结清扫操作中放置的纱布（参考第 59 页）

胃短动静脉

术者左手

胰腺

对着纱布从头侧切离残余的胃脾系膜

食管贲门支根部

术者右手

图 4-11　清扫完成

膈下动脉

胃短动静脉根部

脾脏

食管贲门支根部

脾动脉

胰腺

胃大网膜左动脉根部

三 脾门部清扫：D2+No.10 清扫（脾摘除）

视频10

- 依照 JCOG0110 的结果，笔者所在科室对于近端胃的癌，进入到大弯的进展期癌做带有脾摘除的全胃切除 D2+No.10 清扫，除此之外的病例做全胃切除 D1+ 或者 D2 清扫。
- 笔者所在科室的淋巴结清扫，基本沿着动脉周围存在的自主神经丛外侧进行，脾门部清扫也一样。内侧入路（参考第 26 页）的 No.11p 淋巴结清扫后，沿着脾动静脉往脾门部方向清扫。脾切除时翻转胰腺，<u>胰脾脱离的胰腺长轴方向的旋转能确保胰尾部、脾门部背侧的视野良好，这点很重要</u>（图 4-12）。<u>脾动脉有严重迂曲时，通过捆扎可以牵引脾动脉，使其变成直线。</u>

图 4-12　胰腺的长轴方向的旋转

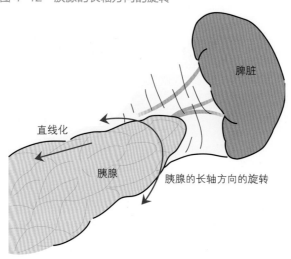

脾脏

直线化

胰腺

胰腺的长轴方向的旋转

步骤

1 尾侧的胰脾脱离

- 切除（或者是切离）左半大网膜后，切开胰体尾部下缘的浆膜，开始胰尾部的游离操作（图 4-13）。
- 切开浆膜，在肾筋膜前面把剥离进行到头侧后，就能透过纤维性膜看见脾静脉、脾动脉（图 4-14）。在此处进行剥离，一直到胰上缘附近。
- 脾脏外侧的腹膜尽可能从尾侧开始切离（图 4-15）。

图 4-13　胰尾部的游离操作

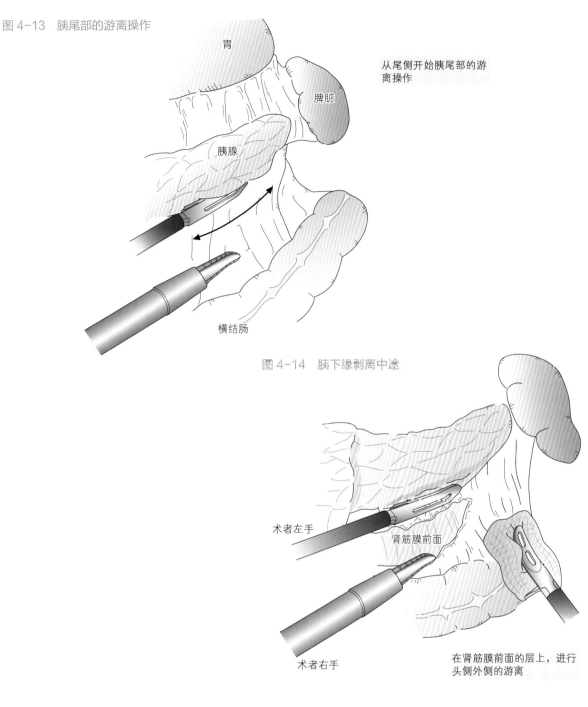

从尾侧开始胰尾部的游离操作

胃

脾脏

胰腺

横结肠

图 4-14　胰下缘剥离中途

术者左手

肾筋膜前面

术者右手

在肾筋膜前面的层上，进行头侧外侧的游离

图 4-15　从尾侧开始剥离的完成

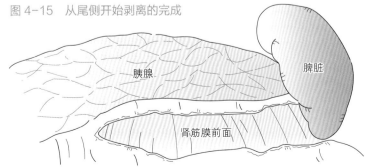

胰腺

脾脏

肾筋膜前面

2 头侧的胰脾游离

- No.11p 淋巴结清扫结束后切断食管。胃向尾侧大幅度展开，把肾筋膜前面从头侧往尾侧剥离，与尾侧的剥离层相连。脾脏外侧的腹膜也从头侧切离，连上尾侧发出的切离线。这样一来，胰尾部和脾脏的脱离就完成了（图 4-16）。

- 进行脾门部操作时为了防止出血，操作时要先用无创血管夹把脾动脉暂时夹闭（图 4-17）。

- 胰尾部脾要按照胰腺的长轴顺时针旋转，让胰腺保持立起状态。助手左于让脾动脉呈一条直线（图 4-18）。

- 脾动脉周围的神经丛要保留，同时从中心→周边（末梢）对着末梢清扫 No.11d 淋巴结（图 4-19）。

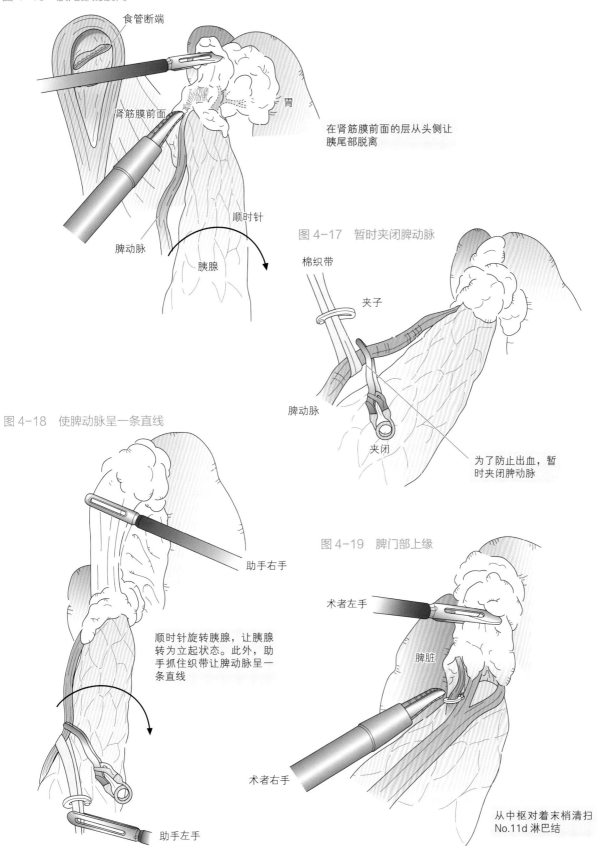

图 4-16　胰尾部的脱离

食管断端

肾筋膜前面

脾动脉

胃

顺时针

胰腺

在肾筋膜前面的层从头侧让胰尾部脱离

图 4-17　暂时夹闭脾动脉

棉织带

夹子

脾动脉

夹闭

为了防止出血，暂时夹闭脾动脉

图 4-18　使脾动脉呈一条直线

助手右手

顺时针旋转胰腺，让胰腺转为立起状态。此外，助手抓住织带让脾动脉呈一条直线

助手左手

图 4-19　脾门部上缘

术者左手

脾脏

术者右手

从中枢对着末梢清扫 No.11d 淋巴结

3 脾门部的清扫和血管处理

- 接着开始清扫脾门部，胰上缘的视野对脾下极方向的清扫来说略有些不足。此时，需要逆时针旋转胰尾部、脾，使其从尾侧、背侧展开。助手右手抓住胃大网膜左动静脉，将其上提至腹侧后，胰腺就会沿着长轴方向逆时针转动，这样一来就可以从背侧进行清扫（图 4-20）。

- 这样反复沿着长轴方向扭转胰尾部，往脾动脉末梢方向清扫。胰尾动静脉可以确认时就将其保留（图 4-21）。最后在脾门部切离脾动静脉（图 4-22），结束带脾摘除的脾门部清扫（图 4-23）。

图 4-20　逆时针转动胰腺

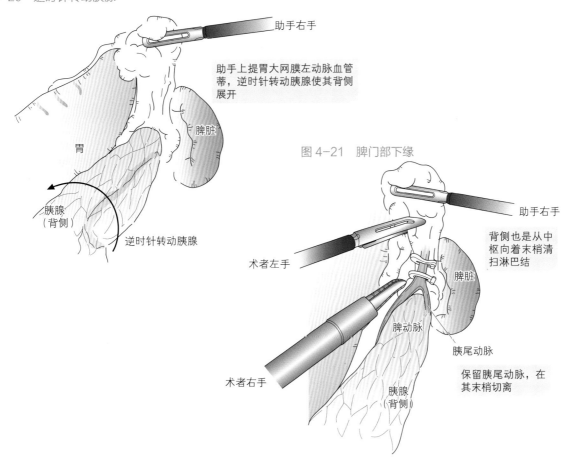

助手右手

助手上提胃大网膜左动脉血管蒂，逆时针转动胰腺使其背侧展开

脾脏

胃

胰腺（背侧）

逆时针转动胰腺

图 4-21　脾门部下缘

助手右手

术者左手

背侧也是从中枢向着末梢清扫淋巴结

脾脏

脾动脉

胰尾动脉

术者右手

保留胰尾动脉，在其末梢切离

胰腺（背侧）

图 4-22

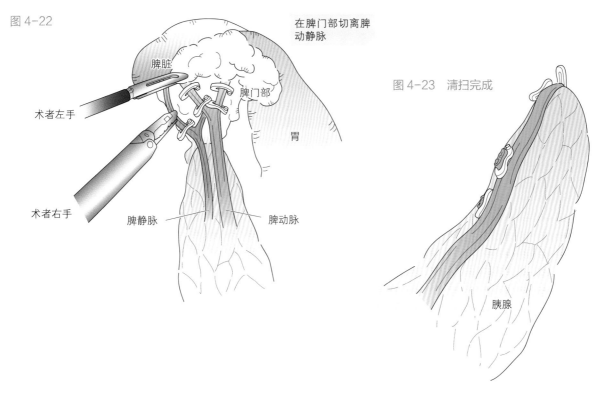

在脾门部切离脾动静脉

脾脏

脾门部

术者左手

胃

术者右手

脾静脉

脾动脉

图 4-23　清扫完成

胰腺

专栏·学会发表的倡议

"将完成的手术向大家汇报再迎接批评是外科医生的必经之路！"

这是金谷老师的口头禅。把自己完成的（尤其是新的）手术手技或者治疗成绩发表出去，把优点向世人推广，需要改进的部分接受业界泰斗们的批评。这是一句一直在反复这一过程、在腹腔镜手术的道路上开疆拓土的先驱金谷老师的原话，这句话非常有说服力。

对于外科医生来说，安全完成手术，术后无并发症，看到患者健康出院就是最大的幸福，也是往后继续手术的动力。让一位患者顺利地健康出院能让外科医生一整天都充满成就感。很遗憾的是，持续安全的日常诊疗并不能给医疗界带来进步，也很难获得专注该领域的专业人士的赏识。

金谷老师对手术手技有着高超的感知力，因此他在手术手技的领域总能发表许多高质量的专业内容。这些高质量的发表内容背后往往是数量远超年轻人的庞大的论文发表量。不断发表，然后通过接受批评获得进步是学术型外科医生的基本学习态度，这是我作为金谷老师的弟子所受到的教育。最重要的是，即使不能专攻技术，也要有弄清日常诊疗中临床问题的意识，带着这种意识在大量的学会上发言和进行论文发表也是一名模范医生的必备素质，这是包括我们在内的下一代外科医生应该有的学习态度。

細木久裕 （京都市立医院　総合外科）

第 5 章

全胃切除手术
——重建

全胃切除后的重建——总论

- 腹腔镜下全胃切除后的重建法中，笔者所在科室采用的是使用直线型吻合器的结肠前路的 Roux-en-Y 法，这是笔者所在科室的标准重建法。使用直线型吻合器进行食管空肠吻合与使用环形吻合器相比，视野更好，并且制作出来的吻合口不容易受食管口径影响而出现狭窄。此外，张力也比较强，能稳定获得优秀的结果也是其优点之一。

- 可以保留腹部食管的病例可选择功能性端端吻合法（functional end-to-end anastomosis，FEEA 法），带有食管浸润的病例需要在狭窄的纵隔内做吻合，因此选择比较节省空间的 Overlap 法（图 5-1）。

图 5-1　FEEA 法和 Overlap 法

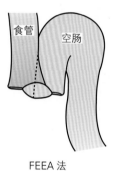

FEEA 法　　　　　　　　Overlap 法

- 第一次切闭吻合在患者左侧进行。当发生吻合器前端对空肠造成穿孔等事故时，在膈肌做一切口做左开胸，从腹腔内进行修复（图 5-2）。

图 5-2　需要解决的问题

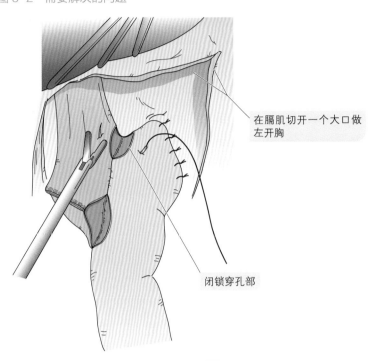

在膈肌切开一个大口做
左开胸

闭锁穿孔部

行 Overlap 法时吻合器前端不小心对
空肠造成穿孔

二 FEEA 法 视频 11

■ 步骤

1 戳卡的配置

- 食管空肠吻合的首次切闭从患者左下的戳卡插入直线型吻合器，因此调整戳卡位置时要考虑到吻合预定部位的距离（参考第 11 页）。

2 食管横膈膜的保留和食管切离

- 食管膈肌膜的保存和食管的切离操作中，尽量保存食管膈肌膜（图 5-3）。保留食管横膈膜可以预防吻合部被拉进纵隔侧、肠管弯曲影响排空，还有一旦出现缝合不全的情况下还能够预防纵隔感染。

- 食管要在水平方向切断，从患者右下的戳卡插入直线型吻合器（图 5-4）。注意不要插进经鼻胃管。

3 十二指肠断端的处理

- 可以的话，十二指肠断端使用 3-0 单丝不可吸收缝合线，采用荷包缝合将其包埋（图 5-5a）。

- 在十二指肠球部出现肿瘤浸润等状况导致十二指肠断端的距离不足、无法埋入的情况下，使用吻合器线方向的可吸收缝合线追加连续缝合对断端进行加强（图 5-5b）。

图 5-3　保留食管膈肌膜

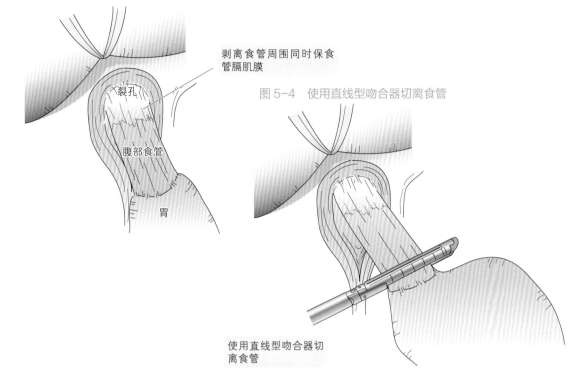

剥离食管周围同时保食
管膈肌膜

裂孔

腹部食管

胃

图 5-4　使用直线型吻合器切离食管

使用直线型吻合器切
离食管

图 5-5　采用荷包缝合包埋十二指肠断端，或将其加强

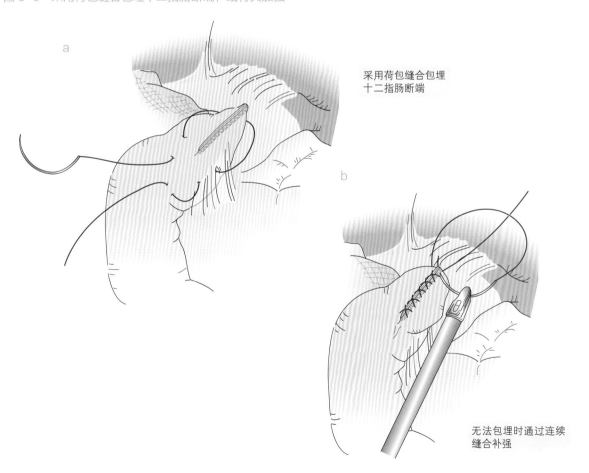

a

采用荷包缝合包埋
十二指肠断端

b

无法包埋时通过连续
缝合补强

4　上提空肠的准备

- 最初为了应对食管空肠吻合失败需要重新吻合的情况，实施食管空肠吻合后还会实施空肠空肠吻合（Y 脚）。但是，这种方法会让上提的空肠被固定住，空肠空肠吻合预定部不会下降到脐部小切口上，经常无法在体内完成空肠空肠吻合。现在熟悉食管空肠吻合手技后会先做空肠空肠吻合。这样一来，对于几乎所有病例都能从脐部小切口正下方实施空肠空肠吻合，这也缩短了手术时间。

- 在提取完标本后的脐部切口上安装 Multi Flap Gate 后，抓住自 Treitz 韧带起约 20cm 的空肠，将其从脐部切口引导到体外。确认肠系膜血管，考虑其上提性后进行肠管切离部位和肠系膜处理的设计。用直线型吻合器切离空肠，切断边缘动静脉。根据需要切离 1 或 2 根空肠动静脉（图 5-6）。不需要牺牲肠管。

5　制作 Y 脚

- 先做气腹，确认上提空肠轻松到达吻合预定部后，抓住起自上提空肠断端 40～50cm 的肛门侧的部位，将其引导到体外。空肠空肠吻合使用 45mm 的直线型吻合器做侧侧吻合（图 5-7），通过手动缝合对共通孔做连续缝合闭锁。肠系膜的空隙用不可吸收缝合线闭锁（图 5-8）。

6　上提空肠的小孔制作

- 上提空肠的肠系膜对侧断端上用直线型吻合器制作插入孔，先用吻合器的钉仓做一个假插入（图 5-9）。这样做的话，在实际吻合时，在腹腔内就能更容易把钉仓插进空肠。把上提空肠对着左上腹部拉回体内，使其经结肠前路，再次进行气腹。

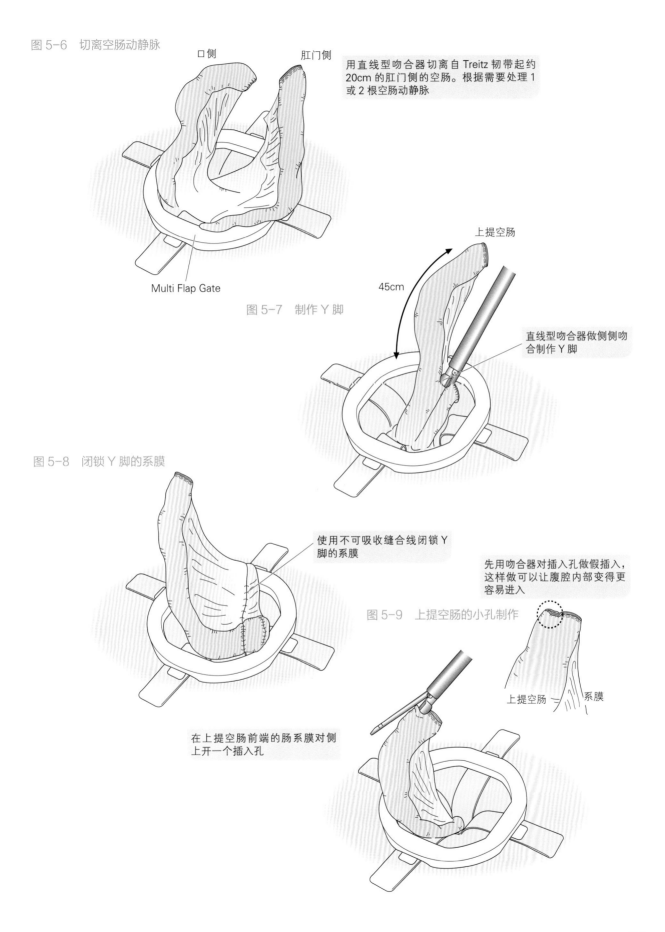

图 5-6　切离空肠动静脉

口侧　　　　　　肛门侧

用直线型吻合器切离自 Treitz 韧带起约 20cm 的肛门侧的空肠。根据需要处理 1 或 2 根空肠动静脉

Multi Flap Gate

图 5-7　制作 Y 脚

上提空肠

45cm

直线型吻合器做侧侧吻合制作 Y 脚

图 5-8　闭锁 Y 脚的系膜

使用不可吸收缝合线闭锁 Y 脚的系膜

先用吻合器对插入孔做假插入，这样做可以让腹腔内部变得更容易进入

图 5-9　上提空肠的小孔制作

在上提空肠前端的肠系膜对侧上开一个插入孔

上提空肠　　系膜

7 制作食管插入孔

- 切除食管左侧的吻合器断端，制作直线型吻合器的插入孔。把经鼻胃管压到断端上，一边把胃管当作引导一边切开食管壁，这样就能更容易地切开全层，确保通畅（图5-10）。

8 插入空肠的吻合器

- 助手左手从患者左下的戳卡插入 45mm 的直线型吻合器，在空肠插入可动的钉仓。术者先抓住并翻转空肠，空肠逐渐盖住钉仓（图5-11）。此时要确认肠系膜没有出现旋转。
- 然后助手用右手的钳子抓住空肠断端，使其固定在钉仓上，固定侧的钉仓要朝着患者右侧，逆时针旋转直线型吻合器。

9 插入食管的吻合器，进行食管空肠吻合

- 术者抓住食管断端，助手一边压住经鼻胃管的前端，一边把吻合器的固定侧钉仓前端插进食管内。食管的轴和钉仓的轴对上的同时，术者要让食管盖住钉仓，这点很重要。微调钉仓根部，使得食管和空肠无高低差，切闭（图5-12）。接着马上确认吻合器的形成和止血。
- 食管空肠吻合基本都在食管左侧进行。这是因为在首次切闭的操作中，吻合器前端对上提空肠造成损伤时，能够直接在腹腔镜下修复。在食管左侧进行的话，患者左侧的膈肌被大面积切开，相当于左开胸，左开胸可以保证宽阔的术野，直接在腹腔内修复也成为可能。

图 5-10　制作食管插入孔

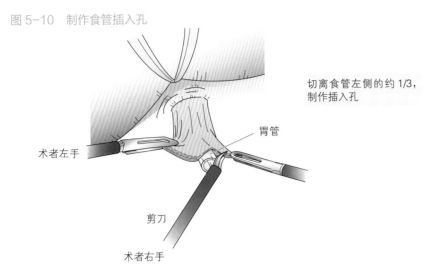

切离食管左侧的约 1/3，
制作插入孔

胃管

术者左手

剪刀

术者右手

图 5-11　插入空肠的吻合器

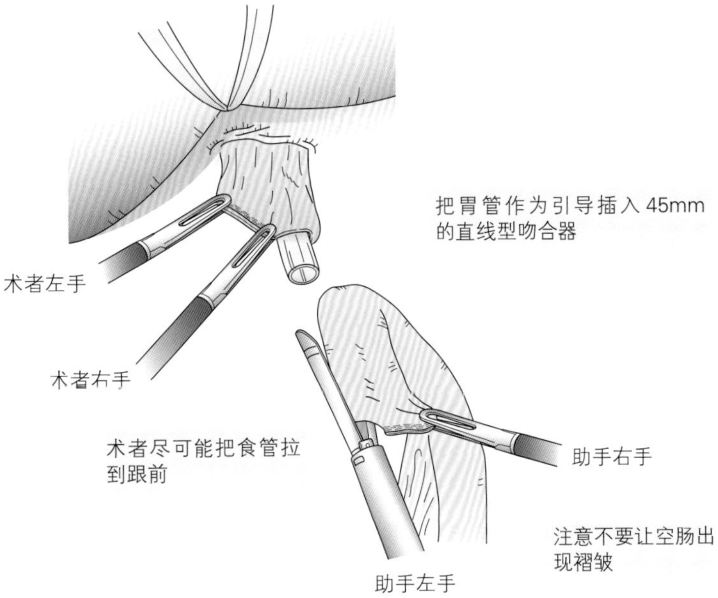

术者左手

术者右手

术者尽可能把食管拉
到跟前

助手左手

把胃管作为引导插入 45mm
的直线型吻合器

助手右手

注意不要让空肠出
现褶皱

图 5-12　在食管左则进行操作

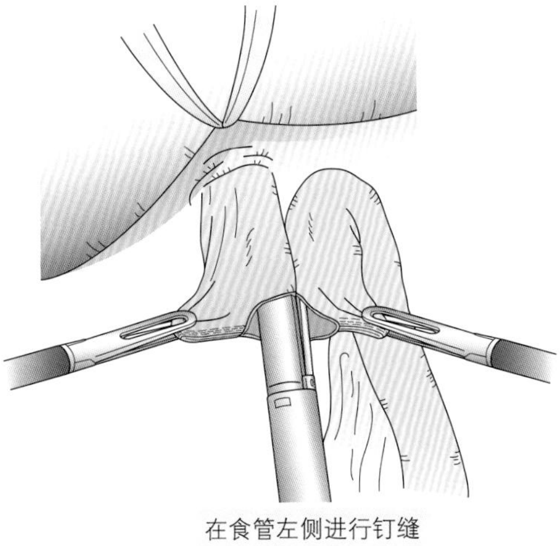

在食管左侧进行钉缝

10 共通孔的闭锁

- 把共通孔做成大开的 V 字形，使用 2-0 单股缝合线做全层连续缝合，进行临时关闭。一边把缝合线的两端牵引到腹侧，一边用 60mm 的直线型吻合器对插入孔做完全闭合。直线型吻合器从患者右下的戳卡插入，术者用右手操作（图 5-13）。

11 食管空肠吻合完成

- 食管膈肌膜被保留的情况下很少会出现吻合部被拉进纵隔侧的现象。对于带有中度以上的食管裂孔疝气的病例或无法保食管横膈膜的病例，把吻合部拉回腹腔侧，使用 3-0 不可吸收缝合线把食管用数针固定在横膈膜上。最后，用不可吸收缝合线对 Petersen 间隙做缝合闭锁，完成 Roux-en-Y 重建（图 5-14）。腹腔引流管基本不放置。

图 5-13　共通孔的闭锁

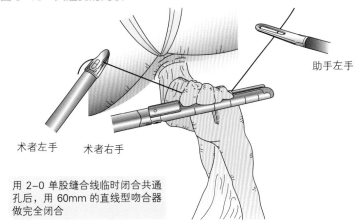

助手左手

术者左手　　术者右手

用 2-0 单股缝合线临时闭合共通
孔后，用 60mm 的直线型吻合器
做完全闭合

图 5-14　闭锁 Petersen 间隙

用不可吸收缝合线闭锁 Petersen 间隙

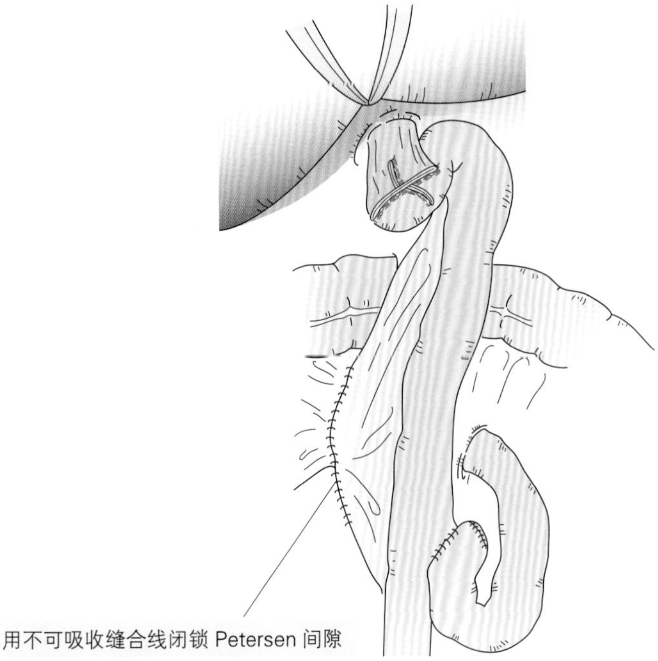

Overlap 法

步骤

1 戳卡的配置

- 和 FEEA 法相同。

2 食管的切离

- 由于食管出现肿瘤浸润无法保留食管膈肌膜。根据不同情况，纵切开肌肉中心清扫到下纵隔后，切离食管。食管切离时，术者要在患者右下的戳卡插入直线型吻合器，沿着水平方向进行切离。

3 十二指肠断端的处理

- 和 FEEA 法相同。

4 Y 脚的制作和上提空肠小孔的制作

- 基本和 FEEA 法相同。在小切口上完成空肠空肠吻合（Y 脚）后，<u>在起自上提空肠断端约 5cm 的肛门侧的肠系膜对侧插入吻合器</u>，先用抵钉座做临时关闭。这样做在实际吻合时，就能更容易地把抵钉座钉仓插进空肠。把上提空肠对着左上腹部拉回体内，使其成为结肠前路，再次做气腹。

5 制作食管插入孔

- 和 FEEA 法相同，在患者的食管左侧制作插入孔。

6 食管空肠吻合

- 助手左手从患者左下的戳卡插入直线型吻合器（ETS 45，Ethicon Endo-Surgery）。
- <u>Overlap 法中一定要用 ETS 45 做食管空肠吻合。ETS 45 抓力强，构造为钉仓侧被收进吻合器本体的结构，因此把钉仓侧插入食管，就能把食管从纵隔深处拉回术野前方。</u>
- 术者抓住食管断端，<u>助手用吻合器的钉仓前端按压住经鼻胃管前端，同时把钉仓插进食管内。</u>食管的轴和钉仓的轴对上的同时，术者要让食管套在钉仓上，这点很重要，需要留心一下。<u>钉仓的根部做微调后，使食管和空肠没有高低差，然后切闭</u>（图 5-15）。确认吻合器的形成和止血。

7 闭锁共通孔

- 用 3-0 单股缝合线单独缝合插入孔两端的食管空肠 1 针，把缝合线从左、右上腹部的戳卡切口牵引拉出体外。后面的运针也能获得良好的视野（图 5-16）。
- 使用 3-0 单股可吸收缝合线的间断缝合以及 3-0 V-Loc™ 或可吸收缝合线的连续缝合手动缝合、闭锁共通孔（图 5-17、图 5-18）。

图 5-15　食管空肠吻合

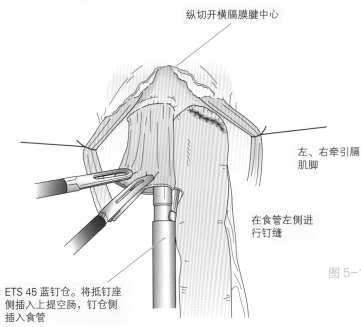

纵切开横膈膜腱中心

左、右牵引膈
肌脚

在食管左侧进
行钉缝

ETS 45 蓝钉仓。将抵钉座
侧插入上提空肠，钉仓侧
插入食管

图 5-16　共通孔的操作

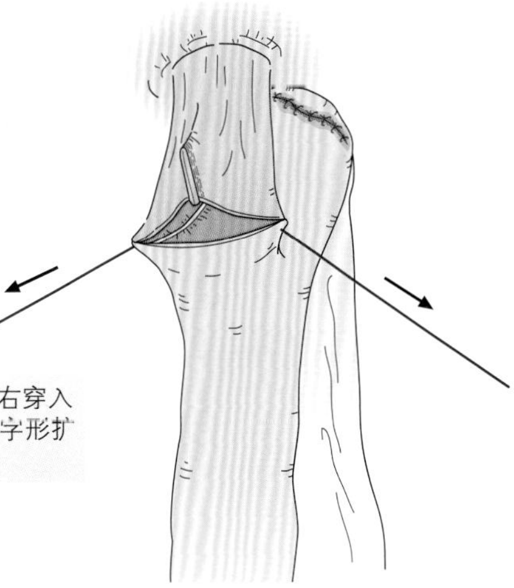

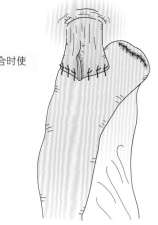

共通孔左、右穿入
缝合线做 V 字形扩
张牵引

图 5-17　闭锁共通孔①

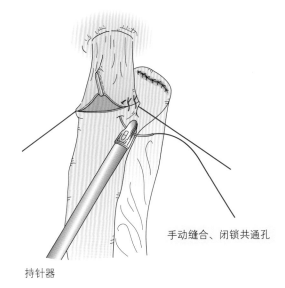

手动缝合、闭锁共通孔

持针器

图 5-18　闭锁共通孔②

通过体外结扎做间断缝合时使
用 12~15 针就可以闭锁

8 食管空肠吻合完成

- 做成的吻合部基本都位于纵隔内。<u>为了防止之后出现食管裂孔疝，使用 3-0 单股不可吸收缝合线通过数针把空肠壁固定在横膈膜上</u>。使用不可吸收缝合线缝合关闭 Petersen 间隙。

9 上提空肠的直线化，放置引流管

- 上提空肠弯曲的话会妨碍通行，因此要让上提空肠呈一条直线。<u>自食管空肠吻合部起 15cm 左右的空肠侧壁通过数针固定在十二指肠断端附近</u>。吻合部正下方的空肠背侧上放置 1 根引流管（图 5-19）。

Point | **直线型吻合器吻合法的诀窍③**

◎给它穿上"袜子"

　　腹腔镜手术中吻合器的可动性会受到限制。另一方面，随着组织的游离，吻合器会逐渐取得可动性。并不是把吻合器钻入肠管内，而是像给它穿上"袜子"一样，让肠管套在吻合器上，这样做不容易对组织造成损伤。

图 5-19　上提空肠直线化的操作

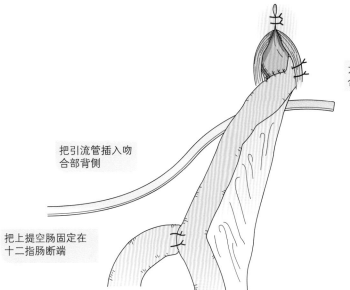

为了预防食管裂孔疝，提前缝合空肠壁和膈肌脚

把引流管插入吻合部背侧

把上提空肠固定在十二指肠断端

专栏·对手术的热情

　　每一个外科医生都有"想要提高手术技巧"的渴望。但是，对于无法到达高手阶段的普通外科医生们来说，很多人会把自己和高手们的差距怪在才能和环境上的差异上。以前我也曾这样想过，也经常能在周围听到同样的声音。

　　和金谷老师一起工作后，在金谷老师的介绍下我有了和高手们交流的机会后，我最大的感想是，高手们对于手术有着极度的狂热。在手术中，执着于手术中的"每一步"，追求其意义，金谷老师对手技精益求精的执念非常"吓人"。

　　此外，高手们在我们看不到的地方也会反复研究术中录像，一旦听闻哪里有手术技巧高超的老师，不管是在哪里都积极地前去参观学习，"贪婪"地吸收手术技巧。他们对手术手技的追求是永无止境的。甚至在宴会上也总能听到他们热烈讨论"有没有办法能把手术做得更完美？"，讨论在宴会上整晚都不停休。

　　外科医生究竟要多努力才能做成这样。金谷老师真的很喜欢手术。我和他的差别，首先当然是才能，但对手术的热情才是我们之间最大的差距，这是我后来才意识到的。虽然才能上的差别是无法弥补的，但是热情上的差别是由自己的想法决定和改变的。即使在技术领域无法达到"达人"级别，也要抱着不输给高手们的热情努力学习，参与每天的手术，这是外科医生应有的态度。

　　　　　　山浦忠能（京都大学大学院　消化管外科学）

第 6 章

食管下段、贲门侧胃切除手术

食管下段、贲门侧胃切除手术

- 食管下段、贲门侧胃切除手术针对 Siewert Type II 食管胃结合部肿瘤，笔者所在科室主要实施经裂孔入路的腹腔镜下食管下段、贲门侧胃切除手术。参考胃癌治疗指南中对食管胃结合部癌采用的淋巴结清扫要求（图6-1）的话，精确的淋巴结清扫是可能的。下纵隔或胃贲门部的手术需要在远离体表的狭窄部位进行操作，这正是腹腔镜手术最适合的区域。
- 使用腹腔镜入路的话，就能够实现到达下肺静脉的纵隔下淋巴结清扫。

清扫的实际操作

- 和腹腔镜下胃切除术一样，在上腹部放置 5 个戳卡，经裂孔入路，在腹腔镜下进行完全的食管下段切除和贲门侧胃切除。
- 需要左开胸时，在左中腋窝线上第 7 肋间放置戳卡。在食管腹侧切开膈肌，在两侧膈肌脚缝支撑线将其向左右展开，这样便可以确保良好的视野。对于疑似有肿瘤浸润的病例等，合并切除膈肌脚。腹侧进行清扫时，露出心包，背侧使主动脉的正面露出，清扫组织剥离到尾侧，露出食管壁。
- 胃区域淋巴结的清扫范围为，大弯的 No.4sa、No.4sb，小弯为 No.3a，胰上缘和贲门部根据病变部位和到达深度确定清扫范围。

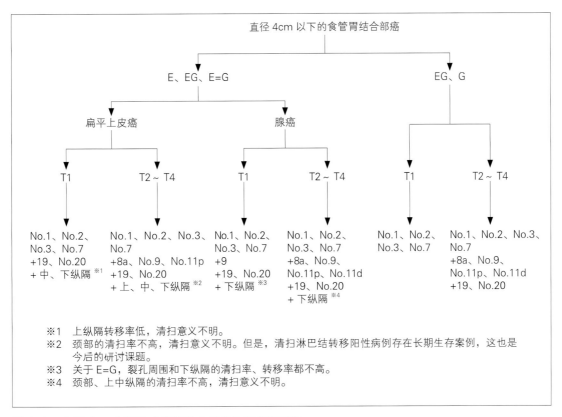

图 6-1　直径 4cm 以下的食管胃结合部癌的淋巴结清扫

No.19、No.20 和 No.110、No.111、No.112 的正确范围难以确定，裂孔周围和下纵隔选择一并清扫。贲门侧胃切除时 No.3b 淋巴结并不是非清扫不可。

［日本胃癌学会（編）：胃癌治療ガイドライン（2018 年 1 月改訂　第 5 版）. より引用］

二 下纵隔清扫 视频13

- 对食管胃结合部癌或食管浸润胃癌做下纵隔清扫。参考现在的胃癌治疗指南，考虑肿瘤的局部存在和行进程度后确定清扫范围。背侧是大动脉，腹侧是心包，左、右是被两肺包围的间隔，对这些部位进行清扫，可以安全地清扫到下肺静脉处（图 6-2）。

图 6-2 下纵隔的清扫范围

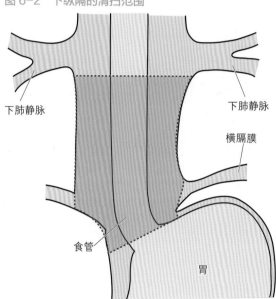

下肺静脉　　　　　　　　　　下肺静脉

横膈膜

食管　　　胃

■ 步骤

1 膈肌脚的剥离

- 首先，剥离食管和右膈肌脚（图 6-3）。然后，和全胃切除的 No.1、No.2 淋巴结清扫时一样，在食管背侧建立食管隧道，<u>用棉织带捆扎食管。助手抓住棉织带牵引食管。</u>
- 把食管牵引到患者右侧，剥离食管和左膈肌脚（图 6-4）。

2 下纵隔的展开

- 在左、右的膈肌脚穿入缝合线，分别把缝合线从左、右肋弓下的戳卡旁牵引到体外，确保视野（图 6-5）。<u>从食管裂孔纵切开腹侧的横膈膜腱中心。</u>

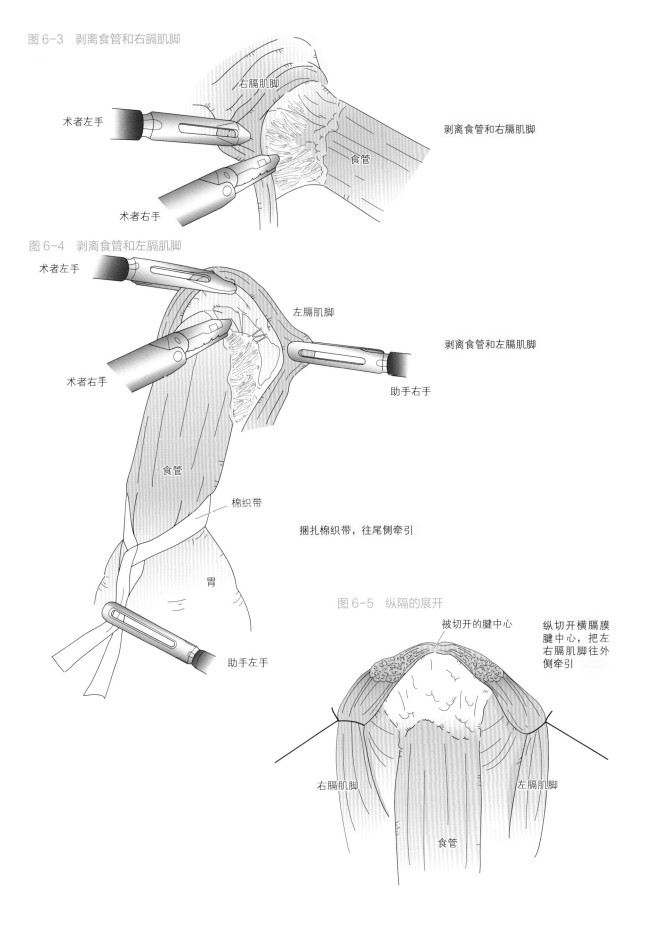

图 6-3　剥离食管和右膈肌脚

术者左手

右膈肌脚

食管

剥离食管和右膈肌脚

术者右手

图 6-4　剥离食管和左膈肌脚

术者左手

左膈肌脚

术者右手

助手右手

剥离食管和左膈肌脚

食管

棉织带

捆扎棉织带，往尾侧牵引

胃

助手左手

图 6-5　纵隔的展开

被切开的腱中心

纵切开横膈膜
腱中心，把左
右膈肌脚往外
侧牵引

右膈肌脚

左膈肌脚

食管

3 下纵隔的清扫

- 腹侧，剥离横膈膜内侧，到达心包后面后，<u>沿着心包在头侧剥离</u>（图 6-6）。

- 背侧，<u>大动脉前面分布着疏松结缔组织层，所以就沿着结缔组织层进行剥离</u>（图 6-7）。通常，会在这层的更深处的背侧存在食管胸段和周围的脂肪组织。

- 左、右两边基本都会在完全切除周围脂肪组织后变成开胸的状态。切除肺系膜内的淋巴结，继续往头侧剥离。

- 经过以上操作，需要清扫的下纵隔淋巴结会附着在食管上，变成位于食管左、右的肠系膜样的构造。<u>把这些组织左右展开，沿着下肺静脉高度和食管分线之间进行剥离。</u>

4 食管切离

- 切离食管（图 6-8）。对不上角度无法按直角切离食管时，在左胸腔处（第 7 肋间中腋窝线）追加戳卡，插入吻合器。

- 切离食管后结束清扫（图 6-9）。

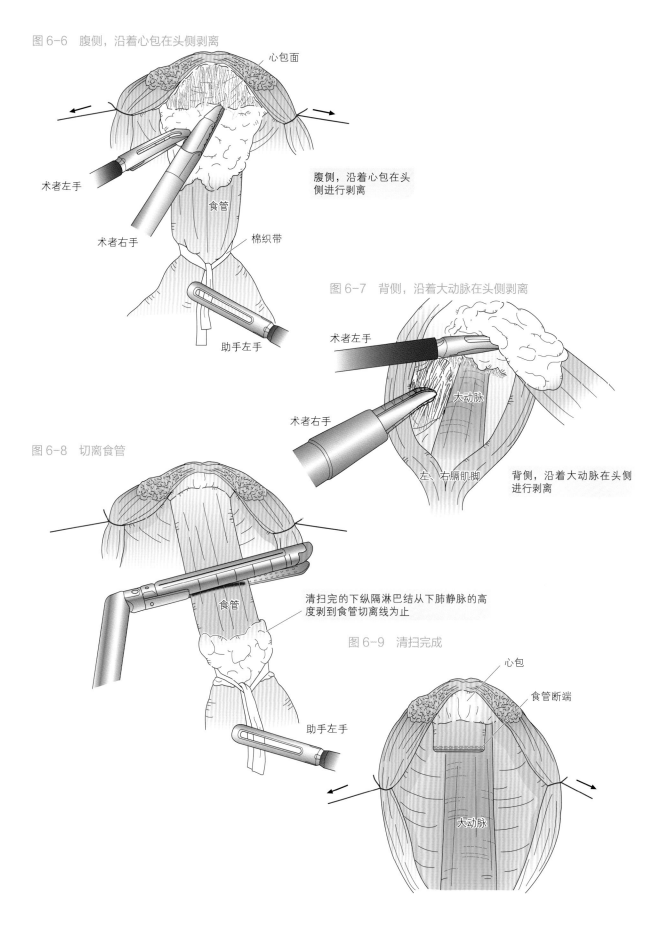

图6-6 腹侧,沿着心包在头侧剥离

心包面

术者左手

术者右手

食管

棉织带

助手左手

腹侧,沿着心包在头侧进行剥离

图6-7 背侧,沿着大动脉在头侧剥离

术者左手

术者右手

大动脉

左、右膈肌脚

背侧,沿着大动脉在头侧进行剥离

图6-8 切离食管

食管

助手左手

清扫完的下纵隔淋巴结从下肺静脉的高度剥到食管切离线为止

图6-9 清扫完成

心包

食管断端

大动脉

三 食管下段、贲门侧胃切除后的重建

以 Siewert Type Ⅱ 食管胃结合部癌作为实施对象的食管下段、贲门侧胃切除可以兼顾根治性和低侵袭性。全胃切除导致胃储留功能丧失，从而导致患者食物摄取量减少、消化吸收功能低下，然后患者出现体重减轻、贫血症状，这些问题虽然都是可以避免的，但是贲门消失导致的反流症状是一个大问题。

笔者所在科室现在采用以下两种重建方法。

1 双通道法（Double tract)

- 这是一种需要吻合 3 处的手技略繁杂的方法，但是能减少反流症状，保证术后 QOL 良好，是一种非常稳定的重建法（图 6-10）。

2 使用无刃吻合器的食管胃管吻合法

- 使用管状胃重建时，将胃管上提到纵隔并不难，而且吻合点只有 1 处，能极为简便地在短时间内实施。如果是只使用胃大网膜右动脉区域的短的管状胃的话，作为清扫范围也没有问题。只是，食管胃管吻合法想要防止逆流需要花费一定的功夫，笔者所在科室会使用无刃吻合器制作假穹隆（图 6-11）。

图 6-10　双通道法的完成

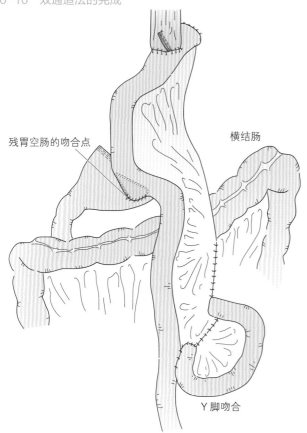

残胃空肠的吻合点

横结肠

Y 脚吻合

图 6-11　使用无刃吻合器的食管胃管吻合法

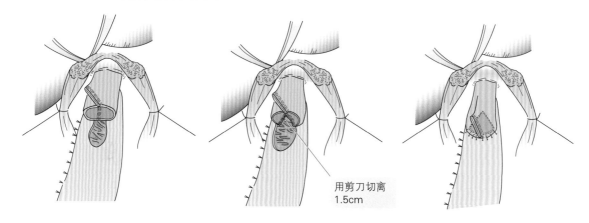

用剪刀切离
1.5cm

■ **双通道法**

1 胃的切离

- 从胃角部附近拉成直角的线上切离胃（图 6-12）。

2 上提空肠的制作

- 将自 Treitz 韧带起约 20cm 的肛门侧空肠，从取出标本的脐部切口切出体外，切离空肠和肠系膜。根据需要处理 1 或 2 根空肠动静脉（参考第 76 页）。
- 再次建立气腹，把空肠上提到结肠前，确认其已到达食管断端。
- 重建要按空肠空肠吻合、残胃空肠吻合、食管空肠吻合的顺序进行。因为除食管空肠吻合以外都要在脐部切口的正下视野中进行。

3 空肠空肠吻合

- 上提起自空肠断端（食管空肠吻合预定部）30～35cm 的肛门侧的空肠，实施空肠空肠吻合（Y 脚），闭锁肠系膜的空隙（参考第 76 页）。

4 残胃空肠吻合

- 把胃切离端的大弯侧断端拉出到脐部切口，在该部位制作小孔。在起自空肠空肠吻合部 20cm 的口侧的空肠肠系膜的对侧上也开一个小孔，使用 45mm 的吻合器对胃前壁和上提空肠做侧侧吻合。手动缝合、闭锁吻合器的插入孔（图 6-13、图 6-14）。

5 食管空肠吻合

- 再次建立气腹，纵隔内的食管和上提空肠用 Overlap 法做吻合（参考第 82 页）。
- 在胸腔内放置引流管，闭锁横膈膜后，为了防止裂孔疝，通过数针把上提的空肠固定在横膈膜上，最后用不可吸收缝合线缝合、闭锁 Petersen 间隙（图 6-15）。

图 6-12　双通道法的切离线

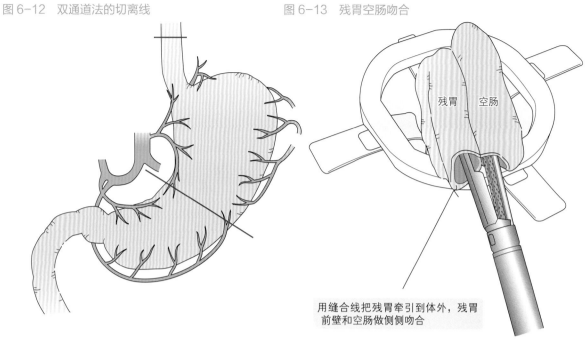

图 6-13　残胃空肠吻合

残胃　空肠

用缝合线把残胃牵引到体外，残胃
前壁和空肠做侧侧吻合

图 6-14　残胃空肠吻合完成

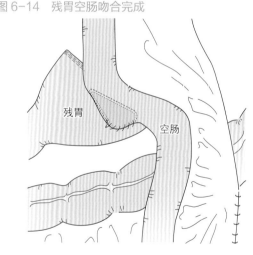

残胃　空肠

图 6-15　食管空肠吻合

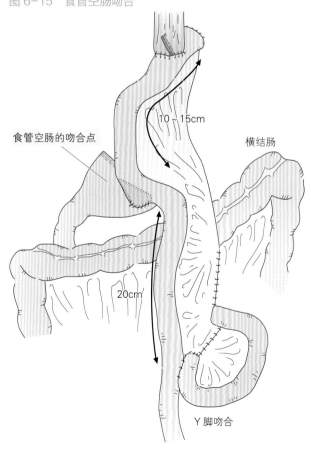

10～15cm

食管空肠的吻合点

横结肠

20cm

Y 脚吻合

使用无刃吻合器的食管胃管吻合法

1 胃管制作

- 将淋巴结清扫到 No.3a 和 No.4sb 为止，在该部位处理血管。
- 腹腔镜下使用直线型吻合器，在大弯侧制作 3.5cm 宽的管状胃（图 6-16）。
- 从用于提取标本的脐部的小切口拉出胃管，追加浆膜层缝合，包埋管状胃的断端（防止与肺或大动脉之间形成瘘孔）。在起自口侧断端约 4.5cm 处的管状胃前壁上开一个吻合器插入孔，提前进行假插入（图 6-17）。

2 食管的切离

- 要使用直线型吻合器尽可能沿着前后方向切离食管。吻合器从术者右手的戳卡或左胸部追加插入的戳卡插入。切取食管断端后壁侧吻合器线的 2/3，制作一个大的吻合器插入孔。

3 胃管食管吻合

- 使用 45mm 长的无刃吻合器（ETS 45 No-Knife，蓝色或者绿色钉仓，Ethicon Endo-Surgery）。首先把抵钉座 fork 插入胃管，接着以经鼻胃管为向导，把钉仓 fork 插入食管。闭合要领和 Overlap 法一样，把食管缝合在胃管前壁（图 6-18）。
- 用剪刀在吻合器线的中央剪开 1.5cm（图 6-19）。
- 和通常的 Overlap 法相比，V 字形的吻合口较小，因此共通孔要稍微开大一点儿，使用 3-0 可吸收缝合线手动缝合、闭合（图 6-20、图 6-21）。
- 如果是左开胸的话，在左胸腔放置一根引流管；不开胸的话，从腹腔对着纵隔放置一根引流管。切开的横膈膜用 2-0 单股不可吸收缝合线做闭锁处理。为了防止术后发生裂孔疝，胃管和横膈膜用 3-0 单股不可吸收缝合线做数针缝合，闭锁间隙。

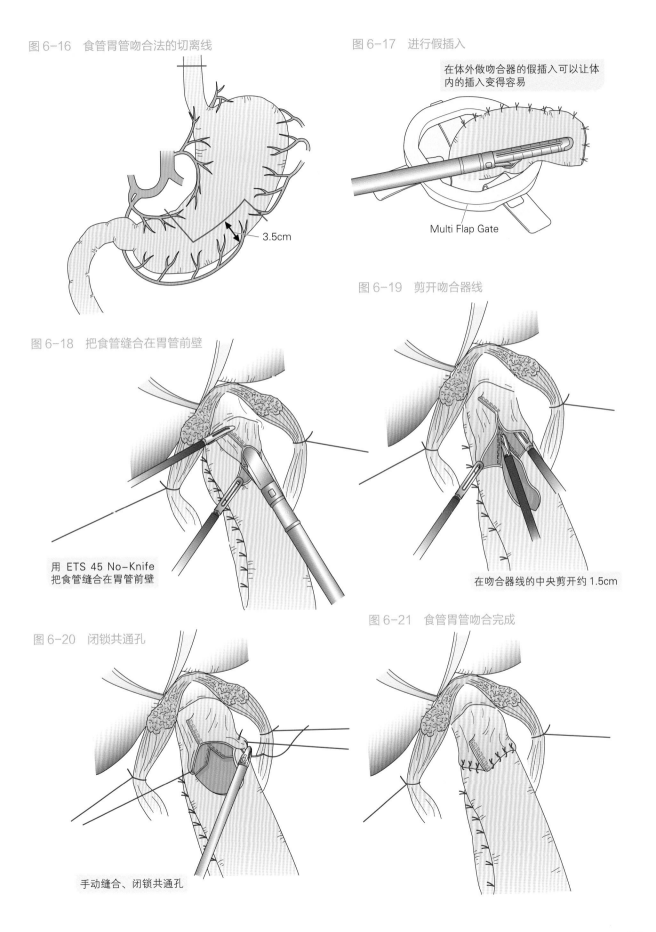

图 6-16　食管胃管吻合法的切离线

3.5cm

图 6-17　进行假插入

在体外做吻合器的假插入可以让体内的插入变得容易

Multi Flap Gate

图 6-18　把食管缝合在胃管前壁

用 ETS 45 No-Knife 把食管缝合在胃管前壁

图 6-19　剪开吻合器线

在吻合器线的中央剪开约 1.5cm

图 6-20　闭锁共通孔

手动缝合、闭锁共通孔

图 6-21　食管胃管吻合完成

专栏·年轻人就要激一激——金谷流教育法？

"知好乐"。

这是我前往大阪日赤医院赴任的初次酒局上听到的金谷老师说的话。"知好乐"源自《论语》里的"知之者不如好之者，好之者不如乐之者"，意思是"懂得学习的人比不上喜爱学习的人，喜爱学习的人比不上以此为乐的人"。用于医学，这句话表达的意思就是，"每天带着愉快的心情完成手术，就是进步的捷径"。

此外，金谷老师还经常说，"为了让年轻人在提高实力的过程中不失自由和活力，不光是要给他们提供能够作为模板的漂亮的手术，给予一定的刺激也是很重要的"。实际上，不光是参加国内外的学术会议，和老师一起到韩国和中国的医院参观手术，和当地的老师们交流对我来说也充满了刺激和乐趣。特别是在中国做了2台食管癌手术，这真的让我非常惊讶。像这样了解到日本及国外在手术和临床现场等方面存在的不同，也能让自己站在全球视角考虑医疗问题，激励自己上进，脑中时刻想着明天开始要更加努力！当然每天也有严格的手术指导，这也是能带来刺激的事情，不过因为时刻贯彻"尽可能关注患者（的脏器组织）"的思想，我作为年轻一辈的医生能更好地理解、接受，真的学到很多。

回想起来，我在大阪日赤医院工作的3年间，每天都接受着大量的刺激，在"知好乐"的"乐"的状态度过了每一天。我并不确认自己的手术技巧是否到达了自己所期望的高度，根据那时的经验，我开始思考外科手术今后会朝什么方向发展。说不定，以后可能会实现靠人工智能自动手术。不过，这种手术机器人的开发工作也应该以时刻把"一切为了患者"的意识放在脑海中的外科医生为中心进行。虽然我现在是作为大学院学生处于基础研究的阶段，但是大阪给我带来的刺激让我总是喜欢陷入幻想中。

奥村慎太郎（京都大学大学院　消化管外科学）

第 7 章

其他手术

一 腹腔镜下局部切除手术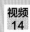

- 根据 GIST 诊疗指南（2014 年修订第 3 版），胃肠道间质瘤（Gastrointestinal stromal tumor，GIST）的外科原则是，完全切除肉眼可见的断端阴性肿瘤，同时考虑到保留脏器功能尽可能只做最低限度的切除。
- 笔者所在科室开发了先切开浆膜层，把肿瘤往腹腔侧上提（Lift），不开放胃内腔的情况下在黏膜下层的高度用自动吻合器切除（Cut）的手技（Lift&Cut 法），也在努力研究把残胃变形控制在最小限度的问题。
- 本术式有两个要点。第一个是因为浆膜层的切除范围会决定残胃的形状，切开时要尽量保留浆膜层。黏膜、黏膜下层具有较好的伸展性，肿瘤边缘要保证一定的切除距离，再切开浆膜层，这样做即使是管内发育型也能充分牵引上提肿瘤，实现安全的切除。另一个要点是，黏膜下层用吻合器切离，所以不会开放胃内腔。从可能散布肿瘤细胞的风险上看，开放胃内腔对于伴有中心性溃疡的病例来说是大忌，而且从防止腹腔内污染的角度看也应该极力避免开放胃内腔。

■ 步骤

1 戳卡的配置

- 在脐下部纵切开 1cm 长的切口，用开放法放置 12mm 的拍摄用戳卡，在右上腹部内侧插入 12mm 的戳卡，在左上腹部内侧和左、右肋弓下插入 5mm 的戳卡。有时，为了插入切割闭合口，也可能在左上腹部插入 12mm 的戳卡（图 7-1）。

2 上提

- 保证和肿瘤之间有充分的切离边缘，使用手术电刀或者超声凝固切割装置在肿瘤的全周切开胃的浆膜层。根据需要，在肿瘤附近的筋膜层穿入支撑线作为牵引的补足（图 7-2、图 7-3）。

3 切除

- 把肿瘤充分上提、牵引到腹壁侧后，在黏膜下层的高度用吻合器切除肿瘤。切离方向原则上就是胃的短轴方向，因此可以减少残胃的变形（图 7-4）。

4 缝合、闭锁

- 在体腔内缝合、闭锁胃的浆肌层（图 7-5）。

图 7-1 戳卡的位置

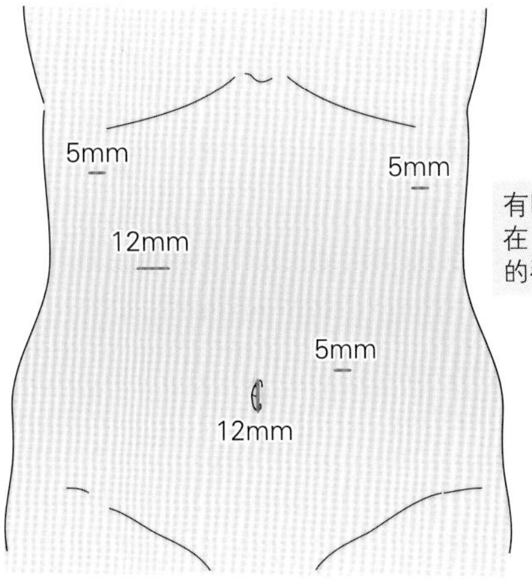

5mm   5mm

12mm

5mm

12mm

有时为了插入吻合器也会
在左上腹部插入 12mm
的戳卡

图 7-2 设计浆膜层的切离线

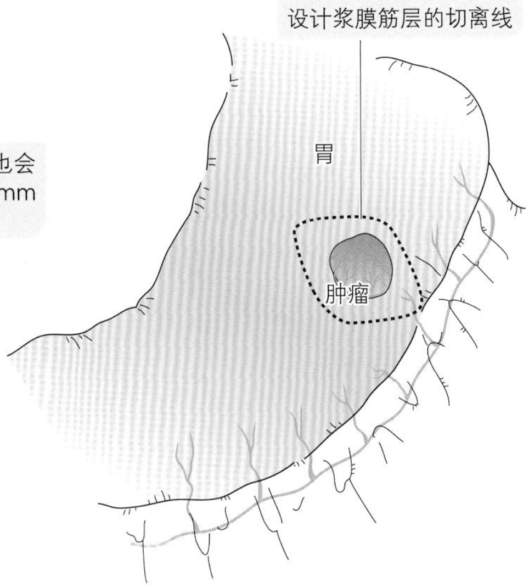

设计浆膜筋层的切离线

胃

肿瘤

图 7-3 切开浆膜层

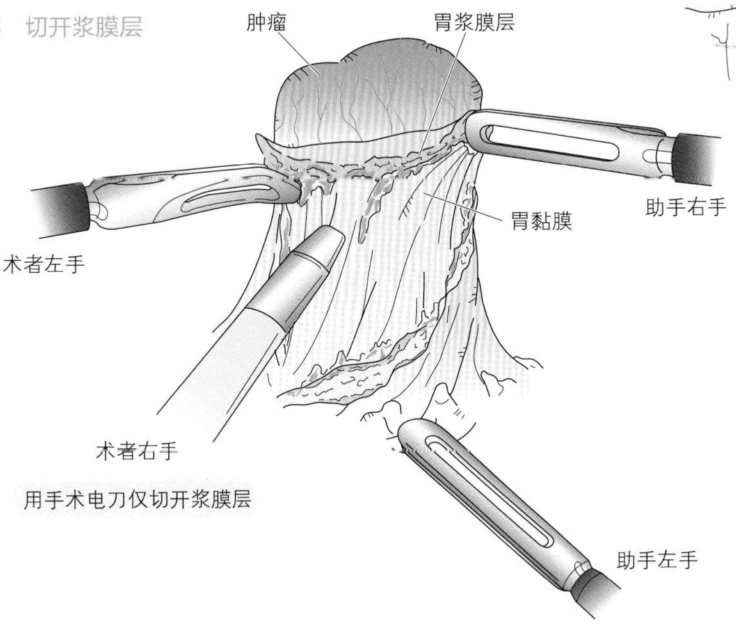

肿瘤

胃浆膜层

术者左手

胃黏膜

助手右手

术者右手

用手术电刀仅切开浆膜层

助手左手

图 7-4 切除肿瘤

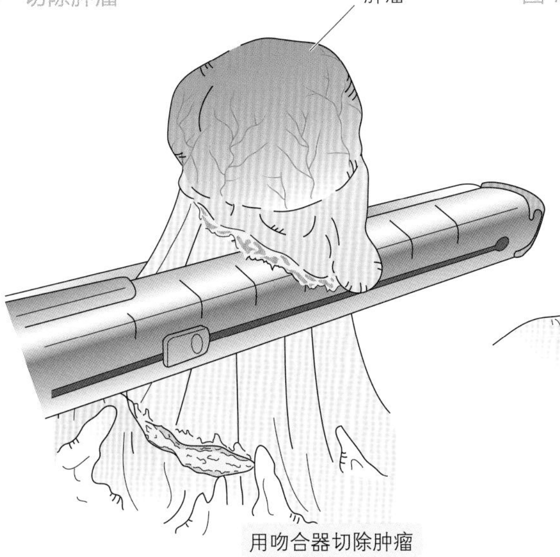

肿瘤

用吻合器切除肿瘤

图 7-5 缝合闭锁浆膜层

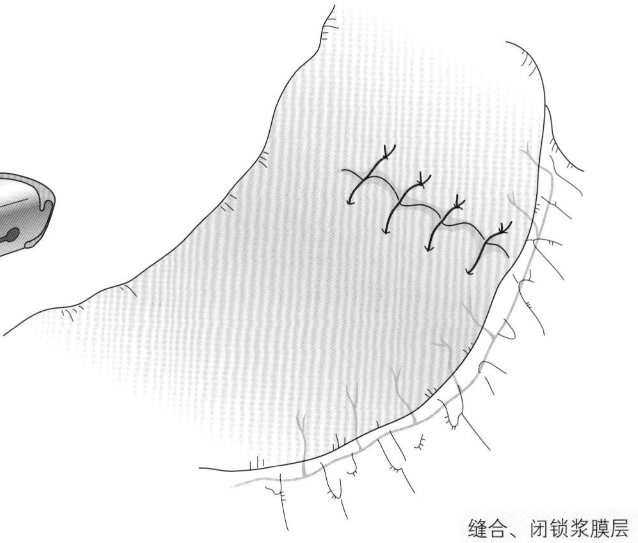

缝合、闭锁浆膜层

胃空肠旁路手术

- 手术适应证为带有幽门狭窄不能进行切除的晚期胃癌、胰腺癌。
- 胃的不完全离断后，手法基本和 Billroth–Ⅱ法重建一样。

步骤

1 戳卡的配置

- 戳卡位置依照通常的胃切除术会有 5 个，因为必须越过在前庭部存在的肿瘤进行吻合操作，术者的双手尽量不要放在外侧（图 7-6）。

2 腹腔内探查

- 首先依照腹腔镜探查的要领确认有无腹膜播种、肝转移，根据需要对左横膈膜下道格拉斯窝进行冲洗液细胞学诊断。切开大网膜，确认网膜囊内有无播种结节、胰浸润。

3 胃的不完全离断

- 设定胃的不完全离断线。<u>肿瘤头侧的正常胃壁尽可能选择肛门侧的部位，不过变成立体时，从贲门离断到吻合部为止尽可能选在直线上</u>（图 7-7）。
- 切离数根胃切离预定部的直动静脉（图 7-8）。
- 用 Pyoktanin 甲紫做标记，从助手左手的戳卡插入直线型吻合器进行切离，吻合器和胃壁正交。<u>通常使用 1 发 60mm 的直线型吻合器切离，小弯侧会做 1~2cm 的无吻合器接触的不完全胃切离</u>（图 7-9）。这对后面的内镜下肿瘤观察，还有肛门侧胃内容的减压用流出路来说，是必要的。

图 7-6　戳卡的配置

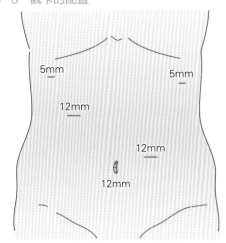

图 7-7　设定胃的不完全离断线

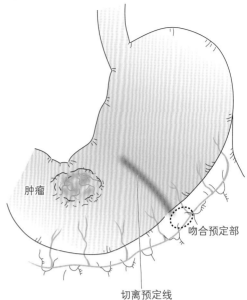

肿瘤

吻合预定部

切离预定线

图 7-8　处理直动静脉

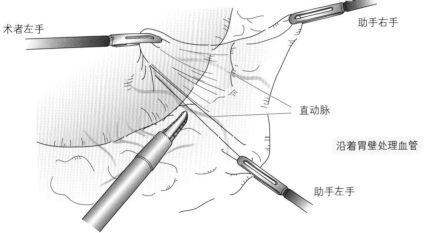

术者左手

助手右手

直动脉

沿着胃壁处理血管

助手左手

图 7-9　不完全离断胃

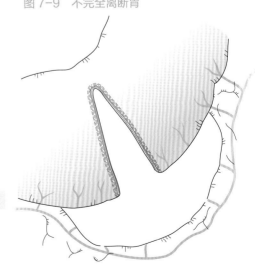

不完全离断胃

4 胃空肠吻合

- 将自 Treiz 韧带起约 20cm 肛门侧的空肠作为吻合空肠。不过，后面还有根治性手术的情况下会切除旁路吻合部再一次进行重建，因此提前使用一部分肛门侧空肠会比较好。空肠用 Pyoktanin 甲紫做标记，在肠系膜对侧用手术电刀做小幅度切开。
- 切离口侧的吻合器线的大弯端，开一个小孔。术者把 45mm 的直线型吻合器从右手戳卡插入，胃和空肠在结肠前路做侧侧吻合，使胃和空肠做逆蠕动（图 7-10）。
- 用 60mm 的吻合器闭锁共通孔（图 7-11）。

5 吊起固定小肠

- 在胃壁缝合固定吻合部口侧的空肠（输入祥），并吊起。使用不可吸收缝合线对空肠、胃壁的浆膜层穿入 2 ~ 3 针做固定（图 7-12）。

Point | **直线型吻合器吻合法的诀窍④**

◉ **自然的形状**

　　顺蠕动、逆蠕动、右 / 左、45mm、60mm 等，吻合时会出现很多让人困惑的场面。这时，让吻合结束的形状呈 "自然的形状" 就可以。吻合口不要做得太大，尽量让各方位的流动状况良好就行。

图 7-10　胃空肠吻合

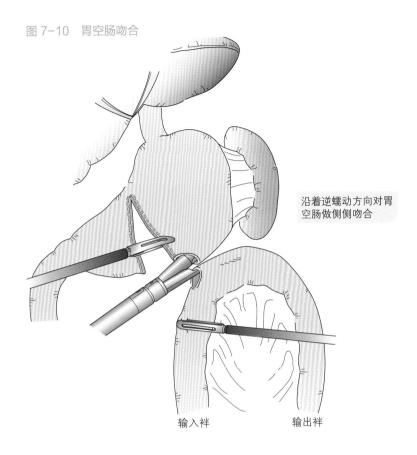

沿着逆蠕动方向对胃空肠做侧侧吻合

输入袢　　　　　输出袢

图 7-11　闭锁共通孔

闭锁共通孔

图 7-12　完成

为了防止输入袢方向的逆流，吊起输入袢

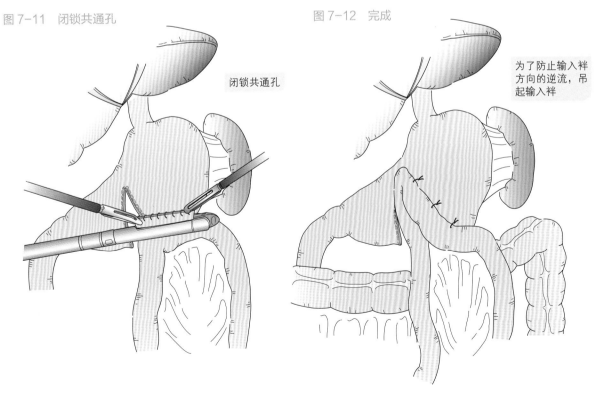

专栏·让自己获得宽广的视野吧

我获得跟随金谷老师学习的机会后，和海外医生们的交流机会也变多了。胃癌是东亚国家居民的多发疾病，韩国和中国都有很多胃癌患者，胃癌治疗非常盛行。腹腔镜手术也被广泛普及，来参观学习金谷老师手术的医生络绎不绝。来我们机构参观学习的医生们每个都充满动力和学习热情，对迎接他们的我们来说也是很大的鼓励。

此外，有次本人有幸在中国参观学习知名老师的手术。我有些羞愧，以前一直认为日本的医疗水平和手术技术应该是高于外国的，但是实际参观了中国和韩国老师们的手术后，发现自己大错特错。他们压倒性的技术水平和手术团队的完成度之高深深折服了我。我们的文化和社会背景不同，医疗环境也不同，因此在对手术的思路和细节上的讲究等方面或许存在一些差异，但是他们真的有很多值得我们学习的地方。在狭小的世界中自我封闭、自我满足是不可取的。不可变成井底之蛙，要有宽阔的视野和谦虚的内心。和他国的医生交流真的能获得很珍贵的经验。

下池典広 （大阪赤十字病院　消化器外科）

后 记

非常感谢您购买和阅读本书。本书讲解了大阪红十字医院的金谷诚一郎老师的腹腔镜下胃切除手术的手术技巧。为了让术中的知识点简明易懂，让忙碌的外科医生们只是翻动书页就能理解本书内容，书中内容以插图为中心，重要部分用下划线强调。此外，随书视频不光收录了几乎未剪辑的长视频（"幽门侧胃切除手术 D2 清扫"和"全胃切除手术 D1+ 清扫"），还准备了各项目中剪辑过的短视频。

一台手术涵盖了各种诀窍。各种诀窍的堆叠形成一个大体系，最终可成就一台完整的腹腔镜下胃切除手术。此前各种诀窍已经在学术会议和研究会上发表过，不过这次专门将各种诀窍整理并收录进本书。在笔者所在科室主刀过腹腔镜下胃切除手术的老师们的帮助下，花费一番功夫总算是以这样的形式和大家见面。

本书不光讲述了细致的手术技巧，还解说了其背景的基本概念和手术技巧。金谷老师是日本腹腔镜手术的第一人，他时常挑战新事物，每日精进升级自己的手术技巧。在定期更新的治疗规约和诊疗指南中，手术技巧的细节也在不断变化，不过作为根本的基本概念和基本手技并不会改变。扎实掌握基础的话，就能将其应用于实践。本书虽然讲解的是腹腔镜手术的手法，不过认真阅读的话，相信本书知识也能活用于开腹手术和机器人手术中。能为各位读者的手术技巧提升起到一点点帮助，就是本书的最大价值。另外，也衷心希望接受手术的各位患者的人生能够平安顺遂。

最后，非常感谢多次前来大阪的医学书院的林裕先生，多次为本书画出精美插图的 Simamasumi 先生，在繁忙的临床工作的间隙撰写原稿的大阪赤十字医院外科的老师们，以及给予编辑本书这样一个珍贵的机会的金谷老师。

三浦 晋